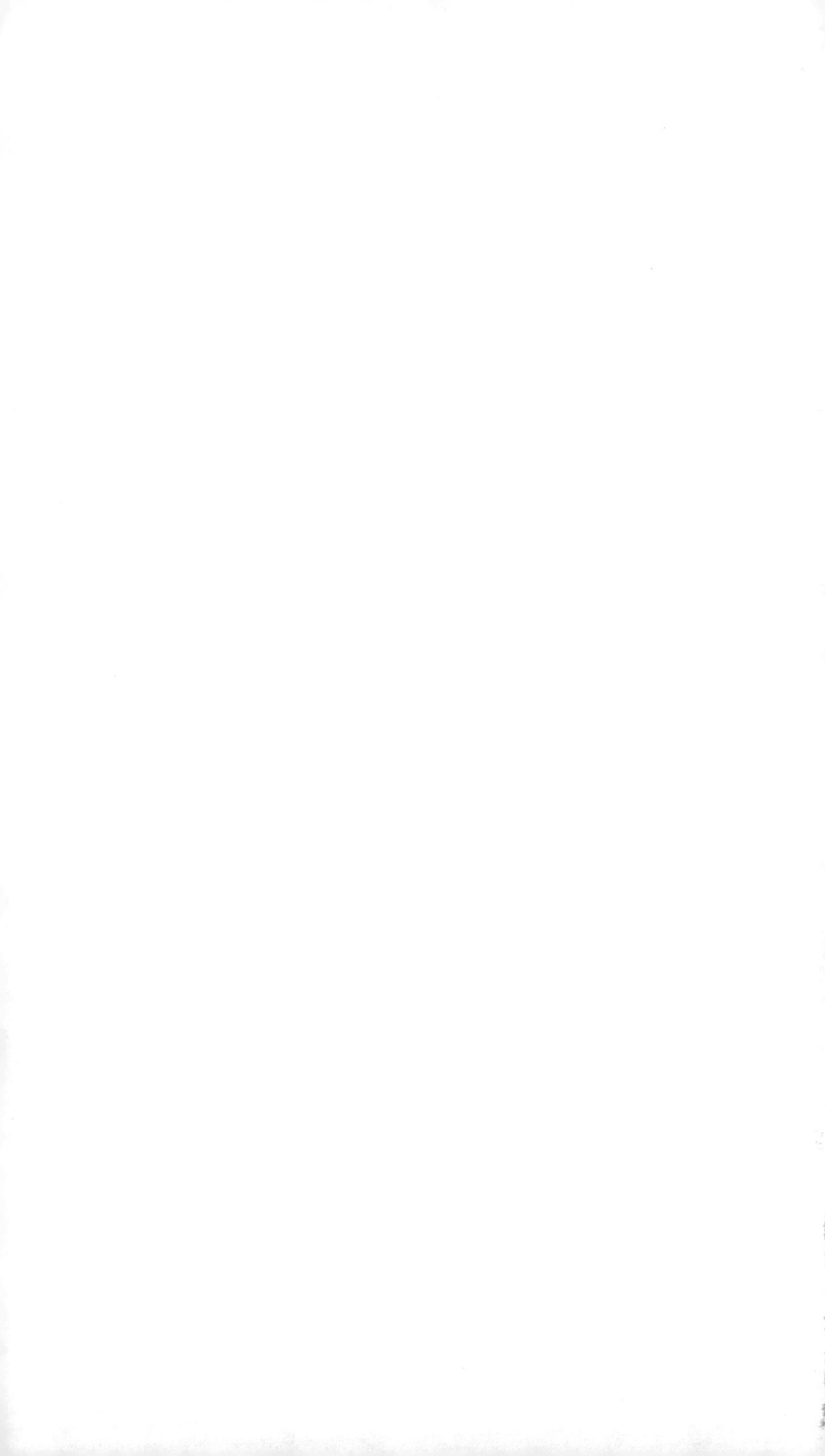

TOUCHER LA BEAUTÉ DE L'ÊTRE

Note de Tommy sur la photo de couverture :

Au sommet du Mont Pilate, près de Lucerne, en Suisse, j'ai été témoin du vol d'un chocard, bien au-dessus de nous, vers la main tendue d'un inconnu. Il se trouve que j'ai pu capturer l'instant où l'oiseau s'est posé sur sa main. Pour savoir pourquoi cette photo illustre la couverture, lisez la préface.

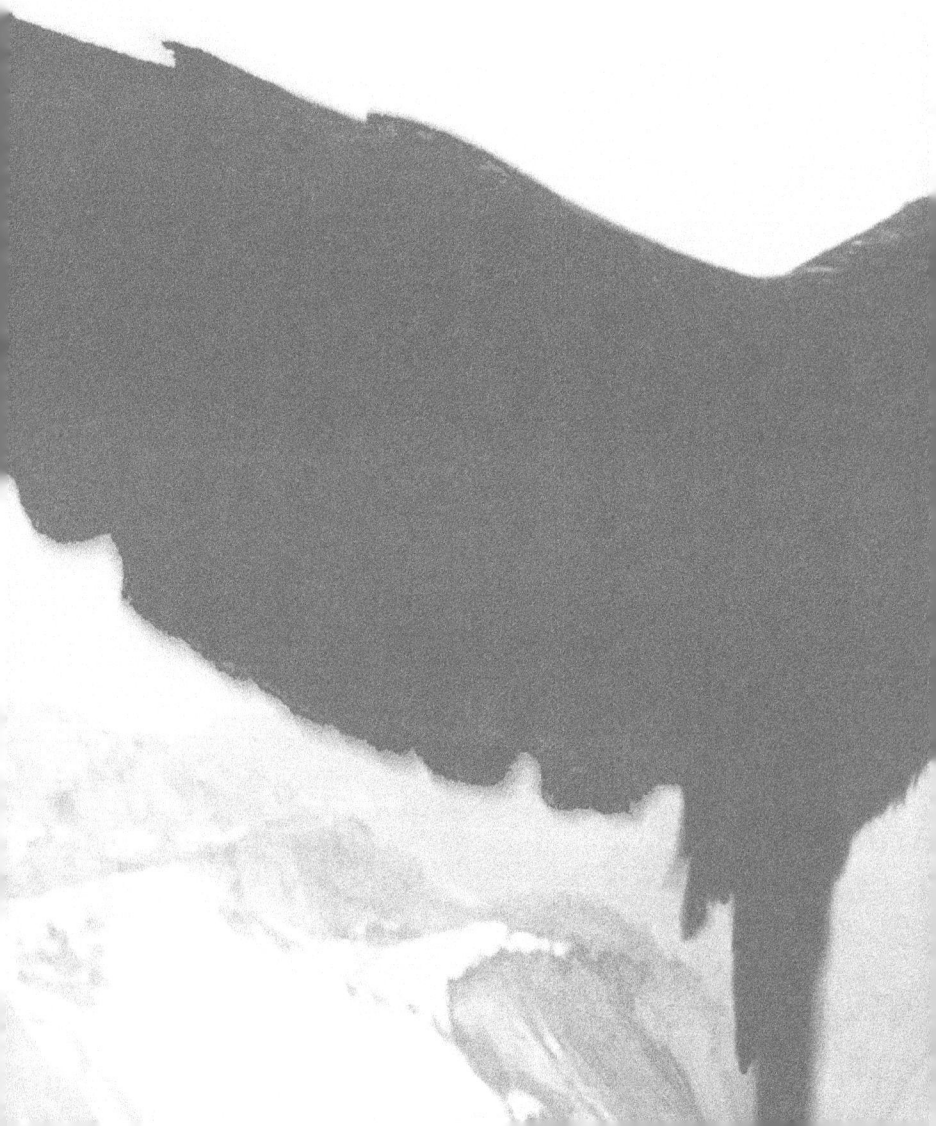

TOUCHER LA BEAUTÉ DE L'ÊTRE

TOMMY THOMPSON

AVEC
RACHEL PRABHAKAR

Publisher's Cataloging-In-Publication Data
Thompson, Tommy, 1942–
    Toucher la beauté de l'être / Tommy Thompson ; avec
Rachel Prabhakar ;
Traduit de l'anglais par Corinne Cassini & Manuelle Borgel
    Livre relié. 164 p. 5.5in. x 8.5in. 139.7mm. x 215.9mm.
    ISBN 978-1-7334005-6-5
Également publié en version imprimée à couverture souple
1. La technique Alexander. I. Titre. II. Prabhakar, Rachel 1970-.
Numéro de contrôle de la bibliothèque du Congrès : 2019911684.

Première édition française, *Toucher la beauté de l'être*, publiée en
octobre 2022. Première édition anglaise, *Touching Presence*, en
couverture souple et en ebook publiée en octobre 2019.

EaseofBeing Publications™
Cambridge MA USA — www.easeofbeing.com

Photo sur la couverture/page de titre par Tommy Thompson
Photo dans la biographie de Tommy par Elisabeth Schanda
Photo de Tommy à la guitare par Julian Lage
Photo dans la biographie de Rachel par Mathilde Barbosa
Le lieu d'impression est indiqué sur la dernière page

Table des matières

À propos de la version française de ce livre

Nous sommes toutes les deux enseignantes de la technique Alexander. Au-delà de nos formations initiales respectives, nous avons approfondi notre approche de cet enseignement auprès de Tommy Thompson. De 2010 à 2012 Corinne Cassini a suivi la formation pour enseignant.e.s diplômé.e.s de Tommy à Cambridge, États-Unis. Depuis 2016, Manuelle Borgel, co-organise chaque année un stage pour Tommy à Paris. Nous suivons toutes les deux les cours en ligne « The Gift of Our Understanding » depuis le début de la pandémie.

Nous avons eu envie de traduire le livre de Tommy pour rendre cet enseignement que nous apprécions profondément plus accessible en langue française. La collaboration entre une française ayant suivi beaucoup d'enseignement de la technique Alexander en anglais et une américaine qui a vécu de nombreuses années en France nous a permis de danser entre ces deux langues pour créer cette version française. Ce travail a approfondi et affiné notre compréhension de l'enseignement de Tommy. Nous y avons passé beaucoup d'heures ensemble en visioconférence entre juin 2020 et janvier 2022, sans compter de nombreuses relectures par d'autres collègues, ami.e.s et famille.

La pandémie que nous traversons a interrompu les déplacements habituels et un espace de visioconférence s'est ouvert à nous. Nous avons alors commencé à collaborer régulièrement autour de notre travail en Alexander, et c'est ainsi que l'idée de traduire ensemble ce livre a émergé. Notre processus de traduction a été composé de multiples rencontres inspirantes et pleines d'échanges.

L'anglais, et particulièrement « l'américain », est une langue vivante qui n'hésite pas à passer du singulier au pluriel et à changer de genre. Ainsi cette langue s'est emparée du neutre « they ». Après de nombreuses réflexions et le soutien d'Eillen Sellam, nous avons fait le choix d'employer l'écriture inclusive d'une façon légère.

La technique Alexander en anglais comme en français vient avec un jargon. Nous avons souhaité rester aussi proche que possible des mots et concepts utilisés par Tommy et nous avons défini certains termes qui à notre avis demandaient à être plus explicités. Ces définitions font l'objet de notes de bas de page.

Devant les difficultés rencontrées pour traduire le titre original du livre *Touching Presence*, nous avions envisagé, entre autres, de le laisser en anglais. En effet, « touching presence » signifie à la fois, « présence touchée » et « présence touchante » — un double sens poétique impossible à exprimer simplement. Avec l'accord de Tommy, nous avons choisi le titre : *Toucher la beauté de l'être* pour cette version française. Ce titre correspond à celui initialement envisagé par Tommy comme il l'explique dans les remerciements. Pour nous ce choix reflète l'essence et le cœur de l'enseignement de Tommy Thompson.

Corinne Cassini, www.lightinbeing.com
Manuelle Borgel, www.lamelune.org
Fait à Boone (Caroline du Nord, USA) et à Paris (France)
Janvier 2022

Avant-propos –
Comment ce livre a vu le jour

J'ai eu le privilège de suivre la formation de Tommy dans le cadre de son programme de formation des enseignant.e.s au *Alexander Technique Center at Cambridge*. Comme cadeau de fin d'études, j'ai créé un livre pour Tommy à partir de mes notes sur ses enseignements. D'autres élèves et professeurs ont immédiatement dit vouloir des copies de ce livre. En réponse à ces demandes, Tommy et moi avons commencé à travailler ensemble pour préparer un livre destiné à une diffusion plus large. Nous avons échangé différentes versions et nous avons complété le texte original avec des passages supplémentaires écrits par Tommy, avec des éléments que j'ai recueillis lors d'entretiens avec Tommy, et avec d'autres notes que j'ai prises lors d'ateliers avec Tommy. À l'approche de la publication, David Gorman a fourni des conseils précieux et inestimables, ainsi qu'une révision d'ensemble et une assistance technique.

Pour le volume original, qui constitue l'épine dorsale de ce livre, j'ai commencé par mes notes manuscrites prises lors des cours et des discussions pendant ma formation, qui s'est déroulée de septembre 2010 à juin 2013. J'ai essayé de rester aussi proche que possible des mots de Tommy tels qu'il les a prononcés. Ces notes sont organisées par thème, plutôt que par ordre chronologique. Dans la formation et les ateliers, les thèmes et les sujets reviennent à plusieurs reprises au cours des différents jours, mois, et années.

Comme les thèmes reviennent au fil du temps, Tommy les explore souvent en utilisant un langage ou un point de vue différent, en réponse aux besoins de son public. Certaines de ces variations apparaissent ici.

De ces discussions, j'espère que vous, en tant que lectrice ou lecteur, tirerez autant d'inspiration et de plaisir que ce que j'ai pu moi-même ressentir.

Je vous présente ce livre avec tout mon amour, mes remerciements et ma reconnaissance,

Rachel Prabhakar
Brookline, Massachusetts
Juillet 2019

Introduction

J'ai rencontré Tommy Thompson pour la première fois au cours de l'été 1988. Je venais de revenir à Boston et je voulais poursuivre ma formation d'enseignante de technique Alexander. À l'époque, il y avait plusieurs cours de formation dans la ville. J'ai visité deux ou trois centres de formation. Quand je suis entrée dans le studio de Tommy, quelque chose était différent. Je me suis sentie vue d'une manière bien différente de ce que j'avais expérimenté auparavant... . Ce n'était nullement alarmant ou dérangeant, c'était juste très différent de mes expériences précédentes en Alexander. Tommy m'a donné une leçon où j'étais assise sur une chaise. Comme j'étais pianiste et que je me remettais d'une tendinite, il a placé un tabouret devant moi et m'a demandé de poser mes mains dessus — comme au piano. C'était une variation *des mains sur le dos de la chaise*. Il a dit des mots que je n'ai pas complètement saisis. Mais alors qu'il travaillait avec *le toucher*, en posant ses mains sur moi, j'ai ressenti une sensation dans mes mains que je n'avais jamais ressentie auparavant. C'était comme si mes mains brillaient. C'est alors qu'il a mentionné que les élèves dans sa formation doivent acquérir cette même qualité pour qu'elles et ils puissent être diplômé.e.s. C'était tout ce que j'avais besoin d'entendre. Je me suis inscrite à son cours de formation peu de temps après.

Mais il y avait autre chose qui m'attirait chez Tommy. C'était la qualité avec laquelle je me sentais vue pour qui j'étais, avec une entière acceptation. J'étudiais déjà la technique Alexander depuis cinq ans, et j'avais travaillé avec des professeurs remarquables. Mais il y avait un élément dans l'enseignement de Tommy qui me donnait l'impression qu'il travaillait avec MOI. Pas mon corps, pas une personne lambda, mais MOI. J'ai commencé à aborder des aspects de moi-même que je n'avais pas remarqués auparavant. On pourrait dire qu'il m'a fallu cinq ans pour être prête à recevoir cela et que les autres enseignant.e.s cherchaient à faire de même. Mais honnêtement, sachant que c'est l'essence de son enseignement — et j'en suis témoin depuis plus de trente ans — je crois que c'est l'élément qui distingue le plus l'enseignement de Tommy des autres. Et c'est puissant. Cela a conduit à mon rétablissement complet d'une grave tendinite. C'est arrivé quand j'ai demandé à Tommy pourquoi, après tout ce temps à étudier la technique Alexander, je reconnaissais toujours les sensations de la blessure après seulement quelques instants passés au piano. Il m'a répondu que tout était dans *l'attitude* que j'adoptais au piano. Cette déclaration m'a permise de découvrir l'identité que j'avais, identité que j'avais créée pour me sentir digne de jouer du piano. C'est une longue histoire. Mais c'est la perspicacité de Tommy en ce qui me concerne, qui m'a permise de ME trouver et de ME guérir, par le biais du changement et de l'acceptation que j'étais prête à accueillir.

En 1992, peu de temps après avoir obtenu mon diplôme de la formation avec Tommy, j'ai commencé à l'assister dans son programme de formation. Ce fut un privilège que j'apprécie encore aujourd'hui. Participer à la formation en tant que diplômée m'a permis de vivre et de revivre ses paroles, son enseignement, et son évolution. J'ai donc pu entendre les mots écrits dans ce livre comme si c'était la première fois. Et j'ai pu les recevoir dans une nouvelle perspective. Ces 27 dernières années d'enseignement m'ont permis d'approfondir ma compréhension de ce travail, de l'enseignement de Tommy, et des possibilités de croissance en chacun de nous. Je dis toujours à mes élèves que j'enseigne la technique Alexander pour guérir le monde, en libérant un cou à la fois. Et comme je ne pouvais pas atteindre assez de nuques, j'ai décidé de former des enseignant.e.s. Ce désir ardent de guérir le monde, et de voir la technique Alexander comme ayant potentiellement un rôle dans ce domaine, fait partie de ce que j'ai appris en présence de Tommy. Sa capacité à voir la beauté et le bien en chacun transparaît clairement dans les mots qu'il a toujours partagé, et qu'il partage ici.

Ce livre est un véritable bijou. Il apporte au monde de la technique Alexander le langage et la pensée d'un maître pédagogue, qui ne se lasse jamais d'explorer les principes des découvertes de Frederick Matthias Alexander, et qui cherche à les enseigner de la manière la plus claire et la plus honnête possible. L'influence du temps qu'a passé Tommy auprès de Frank Pierce Jones se manifeste également ici. La spécificité du travail de Tommy se manifeste en même temps qu'un espace ouvrant à de nouvelles possibilités. Et il y a une douceur et un soutien qui facilitent, autant que possible, le fait de se confronter à soi-même.

Dans son cours de formation, Tommy raconte des histoires d'une grande profondeur. Ce sont les histoires de sa vie qui ont clarifié sa compréhension de l'enseignement de F. M. Alexander. Ce livre offre la sagesse qu'il a acquis en vivant ces histoires. De *la suspension de définition* comme explication de *l'inhibition* d'Alexander, jusqu'à voir *la beauté de la personne* à laquelle vous enseignez : vous êtes sur le point d'entrer dans un monde où la technique Alexander est partagée avec beauté, douceur, perspicacité, acceptation et fraîcheur. Je pense que vous apprécierez le voyage !

Debi Adams
Boston, Massachusetts
Juillet 2019

Préface

_____

Lors de notre anniversaire de mariage en 2001, ma femme, Julie, m'a invité à me joindre à sa retaite au *Linden Cottage* sur les terres de *Linden Farm* dans les montagnes *Blue Ridge* en Virginie. Le chalet et ses 80 hectares appartenaient à son ami sculpteur Robert Strini, qui avait son atelier dans une grange non loin de là. Durant chacune des sept années précédentes, Julie s'était retirée, seule, à *Linden Cottage* pour écrire et réfléchir dans cet environnement naturel, magnifique et sauvage. Cette invitation était à la fois inattendue, extraordinaire et bienvenue. La voir évoluer dans cet espace, me permettait d'apprécier la magie particulière que *Linden Farm* lui offrait. Elle écrivit dans son journal, peu après et avant de recevoir le diagnostic tragique de sa maladie, que notre week-end ensemble fut le plus heureux de sa vie. Par la suite, j'ai demandé à Bob Strini, qui est depuis devenu un ami proche, si je pouvais revenir au chalet chaque année au moment de notre anniversaire de mariage, pour le reste de ma vie, afin de célébrer la vie de Julie et notre vie commune. Il fit en sorte que cela me soit possible.

Lors d'une visite, un oiseau s'est introduit dans le chalet et s'y est retrouvé piégé. Je me suis dit que je pouvais simplement laisser la porte du chalet ouverte, afin de donner à l'oiseau la possibilité de s'échapper, avant qu'il ne se blesse en volant ainsi à l'intérieur du chalet.

Cependant, l'oiseau a volé vers un coin et s'est juste posé là, en me regardant. Je l'ai doucement enveloppé de mes deux mains pour le faire sortir et, étrangement, l'oiseau, un petit moineau, s'est laissé faire. Je l'ai amené à la porte d'entrée et l'ai relâché, le jetant en l'air en disant à haute voix : « Voilà… tu es libre de partir. »

Mais l'oiseau est revenu dans ma main. J'ai répété : « Tu es un oiseau, ta place est dans le ciel, tu es libre de voler. » Et de nouveau, j'ai lancé l'oiseau en l'air, et de nouveau l'oiseau est revenu. J'ai répété à plusieurs reprises ce lancé vers la liberté. À chaque fois, l'oiseau revenait se poser sur mes doigts et refusait de voler. J'étais absorbé par mon idée de ce qu'est un oiseau. Il devait être dans le ciel, et non pas perché sur ma main. J'ai donc porté l'oiseau, toujours perché et me regardant, jusqu'à un arbre voisin. J'ai soigneusement retiré les griffes de l'oiseau de ma main et les ai placées sur une branche de l'arbre. « Tu es un oiseau », ai-je dit doucement, « c'est ici que tu dois être. Tu es libre de voler. » Puis je suis retourné dans le chalet.

Debout dans le petit salon, mon monde de définitions commença à s'effriter. Je me suis dit : « Attends une minute, je viens de gâcher une occasion de communiquer avec un oiseau, une créature qui voulait rester et explorer quelque chose avec moi. Qui sait pourquoi, à chaque fois, il a choisi de revenir du ciel librement et pourquoi il a refusé de partir ? » Oui, je pensais que l'oiseau était libre de partir, libre de retourner dans le ciel auquel il appartenait, mais l'oiseau était également libre de rester dans ma main, perché là pour une raison connue de lui seul. La liberté ne connaît pas de véritables contraintes.

L'oiseau, à un certain niveau, avait fait le choix de rester avec moi. Je suis retourné en courant vers l'arbre, espérant trouver l'oiseau attendant mon retour. Hélas ! Pas d'oiseau. Parce que j'avais défini les limites et les frontières de la liberté, j'avais raté une occasion. Aussi altruistes qu'aient été mes intentions, elles n'étaient pas vraiment adaptées aux circonstances. Après m'être défini et avoir défini l'oiseau, j'ai limité la possibilité d'une forme de communication inhabituelle et sacrée. Par manque de présence, je me suis interposé aux interconnexions de la vie. J'avais interféré avec « l'unique destin universel que nous vivons tous ensemble dans la structure interconnectée du réel » comme l'a dit Martin Luther King. J'ai restreint « l'ordinaire sacré. »[1]

Mon espoir est que vous, qui lisez ces lignes, pourrez inhiber ou suspendre la définition que vous avez quant aux limites des découvertes de F. M. Alexander. Lorsque nous gardons les découvertes d'Alexander à l'esprit, nous pouvons ré-imaginer ce que signifie *apprendre* en nous rappelant que le monde dans lequel nous vivons est un monde partagé, et que nous nous trouvons vraiment dans les autres et réciproquement. Nous enseignons ce que nous avons besoin d'apprendre. Et quelle que soit la vérité qui pourrait faire surface dans l'échange entre l'enseignant.e et l'élève, elle provient d'une découverte mutuelle de soi. Ce qui est donné à l'élève est reçu par l'enseignant.e, et l'enseignant.e ne peut donner que ce qu'il ou qu'elle reçoit.

---

[1] L'expression « ordinaire sacré » a été inventée par ma femme, Julie Ince Thompson. Elle l'a écrite dans le contexte d'une préface à son recueil de poèmes, « UNCLOTHED and Five Other Poems » (Buddenbrooks, Boston, 2005), publié à titre posthume pour aider à collecter des fonds afin de doter une bourse à son nom, au Conservatoire de Boston.

Je pense que vous comprendrez maintenant pourquoi j'ai choisi la photographie de couverture. J'ai pris la photo au sommet du Mont Pilate en Suisse. Pour moi, elle représente l'équilibre délicat dans lequel nous nous trouvons lorsque nous explorons la liberté de choisir entre le connu et l'inconnu, l'attendu et l'inattendu, l'habituel et l'inhabituel, le sacré et l'ordinaire.

Tommy Thompson
Belmont, Massachusetts
Juillet 2019

TOUCHER LA BEAUTÉ
DE L'ÊTRE

1 Sur la beauté de la personne

Lorsque Julian Lage[1] était dans ma formation pour apprendre à enseigner la technique Alexander, quelqu'un m'a demandé : « Qu'est-ce que vous touchez vraiment quand vous touchez quelqu'un ? »

Qu'est-ce que je touche vraiment ? Dit de cette façon, si absolue, je pensais : je n'en ai aucune idée. Ce n'est pas tant une question de *ce que* vous touchez, mais de *qui* vous touchez. Pour répondre à la question, j'avais besoin de toucher quelqu'un. Julian avait sa guitare avec lui ce matin-là. Je lui ai demandé d'en jouer. Là, j'ai su immédiatement : je touchais sa beauté. À tout moment où quelqu'un explore sa nature intrinsèque, il y a de la beauté.

Alors, que touchez-vous vraiment lorsque vous placez vos mains sur quelqu'un ? Vous touchez la beauté de cette personne.

La beauté d'une personne s'exprime de différentes façons. Elle réside d'une part dans la façon dont la personne se développe en réponse à, et en interaction avec, toutes les circonstances de sa vie. Il y a une beauté inhérente à toute personne qui exprime son authenticité au moment présent.

L'autre part de cette beauté réside dans le potentiel de la personne. Quel que soit ce qu'une personne attribue

---

[1] Julian Lage, guitariste et compositeur jazz, nominé au prix « Grammy »; voir aussi son article *Creuser plus profondément : L'effet plongeoir* sur www.easeofbeing.com/articles

habituellement au fait d'être elle-même, il existe toujours d'infinis possibles en dehors de cette définition connue. Vous pouvez toucher la beauté de ce potentiel infini.

* * *

Toucher le potentiel situé au plus profond de la personne. Ce n'est pas que vous vous devez de corriger quelqu'un en changeant sa manière de faire (l'usage de soi). Voyez plutôt la personne qui se présente à vous, et aidez-la à découvrir son potentiel.

* * *

En tant que personne qui enseigne, nous souhaitons accueillir tout ce qui peut nous surprendre. Il y a tant à découvrir en chaque personne qui vient nous voir. Et elles sont merveilleusement placées pour découvrir ce à quoi elles aspirent. Et c'est ce que nous voulons voir — cet équilibre suspendu au moment d'une découverte potentielle. Ceci est la beauté de la personne.

* * *

La raison pour laquelle nous enseignons est une profonde appréciation de la personne expérimentant le fait d'être elle-même. Pourquoi toucher quelqu'un si nous ne l'apprécions pas ?

2 Être et Faire

Opposer l'Être et le Faire est une fausse dichotomie. Nous ne pouvons pas ne pas être. Mais nous *pouvons* ne pas faire.

Faisons confiance au fait que si nous choisissons de ne rien exprimer, et de ne rien réprimer, la réponse appropriée est susceptible de se présenter. En nous proposant la suspension de toute définition[2], cette réponse se manifeste et nous permet de nous ouvrir à plus d'informations. En nous, il y a un profond puit d'informations peu exploité, qui ne prend son origine ni dans ce que nous avons fait, ni dans ce que nous avons accompli, mais qui jaillit de qui nous sommes en l'absence de toute action — en particulier en l'absence des actions qui renforceraient l'identité dans laquelle nous nous reconnaissons le plus.

Dès le début de sa croissance, le fœtus développe les principaux organes vitaux, notamment les systèmes conçus pour servir de support à la vie, dont les intestins et les autres organes digestifs, le système proto-nerveux, et le cœur. Alors que les centres vitaux qui constituent votre être se développent, vos bras, mains, doigts et vos jambes, pieds, orteils, commencent à se développer également —

---

[2]   Note des traductrices : *suspension de définition* ou *suspendre la définition* (en anglais : « withholding definition ») est un concept utilisé par Tommy Thompson pour parler d'un processus de pensée où la personne se propose de ne pas définir la situation qu'elle est en train de vivre ce qui lui permet d'être en capacité de recevoir de nouvelles informations. L'auteur y consacre le chapitre 4 dans ce livre.

d'abord comme de petites nageoires, puis se transformant à leur tour en bras et jambes, complexes et articulés, capables de faire des choses et de satisfaire vos désirs.

En tant qu'humains, nous nous distinguons de la plupart des autres créatures par la dextérité de nos mains pourvues de leurs pouces opposables. Notre merveilleuse imagination guide ces mains habiles pour créer des outils qui, à leur tour, donnent forme à nos pensées et à nos visions. Cela nous a permis de dominer la planète, jusqu'au moment où il semble que nous nous soyons retrouvés comme une espèce mettant l'emphase sur le faire au dépens de l'être. Au moment même où nous avons mangé la pomme, cela nous a rendus aptes à modifier l'équilibre entre Être et Faire. Avant que le faire agisse, l'être que vous êtes est créé : oui, dans cet ordre. L'essentiel à retirer de cet enseignement est de comprendre que nous avons tendance à nous définir par ce que nous sommes capables de faire, au détriment de la confiance que nous accordons au support de l'être que nous sommes, en relation avec quelque chose de plus grand ou au-delà de nos désirs. Nous perdons la perception d'appartenir à quelque chose en dehors de ce que nous créons. Quand la vie est vécue hors de toute relation à ce qui nous entoure, nous pouvons avoir le sentiment de vivre dans l'isolement. Nous nous méfions de nos choix, parce qu'ils sont tous basés sur des perceptions passées de ce que nous attendions pour l'avenir. L'équilibre de la vie réside dans l'intégration de l'être et du faire. Cet équilibre est trop souvent compromis par notre sens de l'identité : la personne que nous pensons avoir besoin d'être pour être nous-même.

Si nous n'avons pas le sens de notre propre géographie, de nous-même par rapport à ce qui nous entoure, nous finissons par être ce que nous faisons. Est-ce vraiment qui nous sommes ?

* * *

Nous avançons rarement avec le sentiment d'être présent là où nous sommes. Nous marchons vers une destination, vers là où nous allons. Nous faisons cela parce que nous avons tendance à nous mouvoir vers le point où se porte notre attention. Et si, pour changer, nous avancions avec un sens de l'équilibre, avec la conscience d'être vraiment présent.e.s là où nous sommes ? Faites l'expérience de libérer « les trois cous » ! Debi Adams — une professeure de technique Alexander talentueuse qui dirige un programme de formation d'enseignant.e.s de la technique Alexander au Conservatoire de Boston, dans le Massachusetts et qui enseigne également dans notre formation — aime parler des « trois cous » du corps : le cou, les poignets et les chevilles. Lorsque nous libérons notre cou des tensions inutiles, nous autorisons un mouvement de la tête qui s'éloigne du reste de notre corps, décompressant notre colonne vertébrale, lui permettant de s'allonger. Cet allongement a un effet positif sur l'ensemble du schéma du mouvement de notre être. Cela tend également à libérer notre respiration, et il n'y a rien de tel qu'une respiration libre pour nous permettre de nous percevoir (et d'être) plus présent.

De même, lorsque nous libérons les poignets, nous libérons les mains de tout ce qu'elles ont tenu auparavant. Lorsque nous libérons les chevilles, nous marchons de là où nous nous trouvons, plutôt que de l'endroit où nous étions ou vers lequel nous essayons d'aller.

* * *

Sans (être en) relation (avec ce qui est) vous ne pouvez ni être, ni faire.

3 Être en relation

Revenons à cette vérité de base : il nous est impossible de vivre hors de toute relation. Point final ! Dans toute bonne relation, nous prenons soin de reconnaître l'intégrité de la personne devant nous, tout en préservant notre propre intégrité.

Imaginons un monde où, à chaque rencontre avec quelqu'un, nous reconnaissions cette relation, nous la ressentions corporellement…

* * *

Une personne entre dans votre espace d'enseignement, une personne demandant de l'aide. Elle a des besoins, peut-être des douleurs physiques ou émotionnelles qu'elle veut aborder avec vous. Elle a déjà demandé de l'aide à de nombreuses autres personnes, et espère que vous aurez quelque chose de différent à lui offrir, au-delà de ce qui lui a été proposé auparavant. Sans nécessairement en être consciente, elle recherche des informations qui l'aideront dans son cheminement vers son épanouissement personnel. Épanouissement qui viendra en l'absence des schémas comportementaux liés aux difficultés qu'elle rencontre de façon répétée. Sinon elle ne serait pas venue vous voir. Si les informations qu'elle avait reçues auparavant répondaient complètement à ses besoins, elle n'aurait pas eu besoin de chercher plus loin. Vous avez à lui offrir ce que vous savez de « l'usage de soi », et cela se distingue de la plupart des conseils et des pratiques connues. Comme votre corps reflète la qualité de vos pensées, de vos sentiments, et de vos perceptions lorsque vous agissez, «l'usage de soi» ou «l'utilisation appropriée» signifie pour moi que vous vous comportez en accord avec la façon dont vous êtes conçu pour fonctionner physiquement. Ou bien, vous vous utilisez en contradiction avec ce concept, ayant pris, par habitude, un engagement envers des schémas de comportement auxquels vous pensez devoir vous conformer pour être ce que vous pensez devoir être. Il est difficile de choisir la réponse la plus appropriée si vous êtes envahi d'habitudes. Cependant, si je continue d'accueillir le moi que je veux encourager, je me rapprocherai de la personne que je suis profondément. Ou, au moins, de la personne que je pourrais être.

Tous les enseignements, passés et actuels, que nous connaissons — pour n'en citer que quelques-uns : le bouddhisme, l'hindouisme, le christianisme, l'islam, le judaïsme, ainsi que certains enseignant.e.s comme Mère Teresa, Thich Nhat Hanh, le Dalaï Lama, Marianne Williamson — vous donnent des outils pour développer la prise de conscience de votre relation à vous-même et à ce que vous faites. Vous êtes alors mieux à même de décider si ce vers quoi vous vous orientez est la réponse la plus appropriée, compte tenu de l'évolution de votre âme. Ce faisant, l'enseignement de l'Alexander[3] offre un outil pratique. Ainsi, vous êtes formé à la kinesthésie perceptive, c'est-à-dire la façon dont vous organisez vos impressions

---

[3]   Note des traductrices : bien que cet enseignement soit connu en France sous l'appellation de technique Alexander, l'auteur choisit souvent de n'utiliser que le terme « Alexander » (omission du mot « technique »).

kinesthésiques[4], impressions qui vous permettent de reconnaître quand vos habitudes comportementales compromettent l'évolution aisée de votre âme. Je ne suggère pas que F. M. Alexander aurait nécessairement été d'accord avec moi sur ce dernier point, mais d'autres pourraient l'être — surtout à notre époque.

* * *

A quoi ressemblerait le travail en Alexander appliqué aux actes simples de la vie quotidienne ? Peut-être un moment s'offrira à vous où, en plus d'avoir conscience de ce que vous faites, vous prendrez conscience de comment vous vous utilisez pour faire ce que vous faites. Et que se passera-t-il alors ? Agirez-vous pour vous corriger, en espérant que « se donner les directions »[5] vous permette une organisation correcte ? Faites plutôt une pause ! Prenez un moment ! Il ne s'agit que de temps. Et en vérité, vous avez beaucoup plus de temps que vous ne le pensez. Le temps a beaucoup d'espace. Alors, plutôt que d'essayer de vous changer, de devenir autre que celui ou celle que vous êtes le plus susceptible d'être, entrez dans le flux inhérent du temps et permettez-vous de vous rencontrer en étant pleinement vous-même. Vous pouvez aller à la rencontre de l'être que vous êtes, faisant l'expérience de qui vous êtes réellement,

---

[4]   Note des traductrices : les impressions kinesthésiques se rapportent à nos perceptions corporelles d'une situation.

[5]   Note des traductrices : les directions font partie des principes de la technique Alexander et consistent en une ou plusieurs intentions de la pensée vers le corps. Traditionnellement lors d'une leçon en technique Alexander les mains de l'enseignant.e donnent la forme adéquate pendant que l'élève se propose les directions primaires : *cou libre, tête en avant et vers le haut, dos qui s'allonge et s'élargit*. L'auteur y consacre le chapitre 22 dans ce livre.

en faisant la vaisselle ou en ayant une conversation difficile avec votre fille, votre fils, votre conjoint.e, votre amant.e, ou votre ami.e. Quelle que soit la situation ou la personne, vous avez l'occasion d'être témoin, pendant un bref instant, de qui vous êtes. Il se peut que vous vous retrouviez à marcher sur le sentier que vous avez toujours emprunté, tout en sachant que vous auriez besoin de faire d'autres choix, mais d'une manière ou d'une autre, vous vous retrouvez à nouveau sur ce même chemin. Prenez un temps, « suspendez toute définition »[6] — et décidez alors si c'est ce que vous souhaitez renforcer. Vous pourriez prendre ce moment d'attention et reconnaître vous-même que vous êtes en relation. Dites simplement : « C'est moi qui suis en train d'avoir l'expérience de laver la vaisselle, de parler avec ma fille, ou de suivre ce chemin habituel une fois de plus ». Finalement, c'est tout ce qui se passe à un niveau très basique, sans autre signification. C'est vous qui êtes en train de vivre une expérience. Oubliez de définir votre expérience. Le fait de traverser cette expérience en conscience, vous informera mieux que vous ne vous informeriez vous-même en vous utilisant de la manière qui vous a amené, initialement, à questionner cette expérience. Ce chemin conduit à une meilleure intégration de vous-même. Il réaffirme ce qui existe déjà, c'est-à-dire qui vous êtes en dehors de toute définition. Prenez ce moment pour vous situer dans l'espace et dans le temps, en relation avec ce qui est, quel que soit ce qui se passe.

* * *

---

[6]   Note des traductrices : cf. chapitre suivant sur *la suspension de la définition* et note en bas de la page 3.

Une vérité profonde dévoilée lors d'une leçon, réside dans la relation entre l'enseignant.e et l'élève. Une compréhension intérieure se manifeste dans cette relation. Ce n'est pas l'enseignant.e qui communique une vérité à l'élève, en disant : « Si vous vivez votre vie en accord avec mon enseignement vous aurez la réponse à toutes vos questions ». C'est plutôt le processus de se rencontrer soi-même en train d'être soi-même, sans attente de ce qui devrait être, qui permet à cette vérité de surgir. C'est la même chose pour l'enseignant.e comme pour l'élève, considérés séparément et ensemble. À ce stade, l'enseignant.e est plus étudiant.e qu'enseignant.e et l'étudiant.e plus enseignant.e qu'étudiant.e.

Plus vous êtes en contact avec la présence tranquille de votre être, en recevant l'étudiant.e entre vos mains, plus vous existez en relation avec quelque chose de plus grand et en dehors de vos attentes. Vous transmettez la même présence à l'étudiant.e, un sentiment d'aise avec lui-même ou elle-même, une appartenance plus globale. Et quand vous êtes dans cet état, votre toucher reste inconditionnel.

Lorsque vous avez une conversation avec quelqu'un, que la conversation soit verbale ou kinesthésique[7], vous devez vraiment écouter la personne qui parle. Si vous l'écoutez vraiment et que vous savez que vous puisez dans quelque chose de profond, de sacré, d'universel comme le fondement de toute vie… quand vous avez une conversation avec quelqu'un qui vous tend vraiment la main… il y a une confiance sacrée. Si vous vous sentez connecté.e à ce niveau

---

[7]   Note des traductrices : Dans ce contexte il s'agit d'un échange verbal ou non avec éventuellement un toucher, dans lequel chaque personne s'ouvre à l'autre de manière authentique.

sacré, vous serez capable de communiquer profondément, que vous sachiez ou non comment vous y prendre. Écoutez, tout simplement. Il n'y a pas de plus grand cadeau que d'écouter une autre personne. Tout le monde veut être entendu, et devrait l'être, peu importe ce qu'il ou elle a besoin de dire. Et c'est cette personne-là que vous touchez.

Je ne sais pas ce qu'est la vérité, ni s'il existe une vérité unique. Plus vous incarnez profondément les principes d'être et de relation aux autres, plus vous pouvez être avec la personne que vous rencontrez au moment présent. Elle se présentera à vous proportionnellement à sa disponibilité et à son intérêt. Vous n'avez pas besoin de savoir quoi que ce soit à son sujet, il vous suffit de rester intègre quant à votre propre implication.

S'il existe une vérité, c'est le fait d'être en relation aux autres. J'ai toujours voulu que ma vie soit menée par la contemplation de la beauté de la personne présente, en face de moi, qui partage un moment avec moi.

* * *

Ce que nous enseignons est une façon de soutenir *l'être* pendant que *nous sommes dans le faire*. Être en même temps que faire.

Nous avons une identité, bien sûr. Et de temps en temps, cette identité cède la place à une présence posée, tranquille, où je suis simplement conscient d'être, d'exister. Chaque aspect de l'usage de soi se reflète dans le corps : c'est-à-dire que notre expérience de la pensée, de nos sentiments, ainsi que de tout le reste, se retrouve dans l'usage que nous faisons de nous-même. Nous ne pouvons pas vivre d'expérience hors du corps. Sauf à quitter notre corps, mais c'est une autre discussion.

J'ai commencé à appeler la technique Alexander « conscience pratique appliquée ».[8]

* * *

Vous commencez comme faisant partie de l'océan. Vous manifestez un ensemble de comportements qui vous distinguent de tout ce qui est — vous devenez alors une vague dans cet océan. Mais vous n'êtes pas séparé de l'ensemble. Et si la vague décidait qu'elle voulait exister pour toujours dans sa forme actuelle et partait alors prendre un café ? Vous développeriez toute une identité autour de cela. Mais cela ne se peut pas — la vague se doit de rester partie prenante de l'océan.

---

[8]   Note des traductrices : pour Tommy Thompson, *la conscience pratique appliquée* (en anglais « practical consciousness applied ») est la définition de ce qu'est la technique Alexander. cf. chapitre 27 *Aphorismes*.

4 La suspension de définition

Nous définissons souvent très rapidement une situation, une personne, ou une chose : « Ce gâteau au chocolat est délicieux ». « Cette réunion du personnel est ennuyeuse ». Dès que nous définissons quelque chose, nous interposons un filtre entre nous et ce qui est, un filtre qui laisse passer en priorité les informations confirmant notre définition. D'une certaine manière, nous organisons nos expériences en fonction de nos attentes, plutôt que de laisser ces expériences nous informer. Cependant, si nous parvenons à suspendre notre définition, ne serait-ce que pour un court instant, nous permettons à plus d'éléments de nous informer sur la situation, la personne ou la chose. Au lieu d'avaler un deuxième morceau de gâteau au chocolat parce que nous l'avons défini comme « délicieux », nous pouvons le goûter tel qu'il est réellement. Peut-être est-il trop sucré, et nous ne l'aimons pas ainsi. Ou peut-être que c'est en effet délicieux, mais l'ayant vraiment goûté, nous nous satisfaisons d'un seul morceau. De même, à l'écoute d'un.e collègue que nous sommes venus à définir comme incompréhensible et fade, nous pouvons nous déconnecter ou trouver des raisons de rejeter tout ce qu'il ou elle dit. Ou nous pouvons aussi suspendre nos définitions, et constater qu'il ou elle a quelque chose d'important à dire aujourd'hui.

Cette suspension de définition s'applique également dans le domaine du mouvement et de l'activité physique. Combien de fois, dans une salle de sport, avez-vous vu quelqu'un forcer et se préparer — avant même de commencer à soulever un poids ? Si nous suspendons nos définitions sur le mouvement, nous cessons d'anticiper la quantité d'effort requise. Nous ne pré-déterminons pas comment procéder pour effectuer le mouvement — ni quels muscles utiliser, ni dans quel ordre. Nous posons plutôt, aussi clairement que possible, l'intention du mouvement ou de l'action, puis nous laissons notre système déterminer, instant après instant, ce qui est effectivement nécessaire et requis.

Comment le concept de *suspension de la définition* diffère du concept d'*inhibition*[9] de F. M. Alexander ? D'une certaine manière, ils sont tous les deux très similaires. Les deux sont fondés sur l'idée de s'abstenir de renforcer notre réponse habituelle à un stimulus. Cependant, il y a aussi quelques différences. Dans ses écrits, et d'après les écrits de ses étudiant.e.s, F. M. semble considérer l'inhibition comme une action binaire : soit vous inhibez, soit vous n'inhibez pas. Très souvent, d'après les écrits de F. M. et de ses élèves, l'inhibition était source de frustration pour tout le monde car les élèves n'arrivaient pas à l'effectuer. En revanche, suspendre une définition est un processus bien plus souple et plus fluide. Vous pouvez le voir comme un processus qui diminue votre attachement à votre définition — et vous pouvez toujours maintenir cet engagement dans une plus ou moins grande mesure.

Un deuxième champ qui différencie l'inhibition de la suspension de définition concerne ce que nous pourrions

---

[9]   Note des traductrices : *l'inhibition* est un principe de la technique Alexander, nommé par F. M. Alexander pour décrire un moment de pause ou d'arrêt sur image pour prendre le temps d'apprécier l'action en cours.

appeler « et maintenant ? ». Selon les écrits de F. M. Alexander que vous lisez, lorsque vous inhibez, soit vous autorisez les mains de l'enseignant.e à vous donner le schéma adéquat, pendant que vous vous proposez *les directions*[10], soit l'expérience du schéma adéquat s'engendre d'elle-même. Quelle que soit la méthode, l'idée sous-jacente semble être qu'il n'y aurait qu'une bonne façon de s'utiliser, et que vous devez utiliser différentes techniques pour la trouver. En revanche, quand nous nous proposons la suspension de définition, il n'y a pas une façon unique d'agir. Nous nous efforçons plutôt d'interagir, en recherchant une manière d'être plus en accord avec l'environnement et avec d'autres personnes. Dans toutes nos relations, nous voulons continuellement affiner nos réponses et nos interactions. La suspension de définition n'est pas une technique, c'est un état d'esprit.

La distinction suivante est un peu délicate et subtile. C'est plus une question d'emphase que de contenu. Dans ses écrits sur l'inhibition, Alexander se concentre le plus souvent sur l'acte d'inhiber une contraction, ou certaines habitudes neuromusculaires. Bien sûr, en raison de l'unité psychophysique, le schéma neuromusculaire correspond à un ensemble cohérent comprenant également des habitudes intellectuelles et émotionnelles. Cependant, pour Alexander, la plan physique semble être le point de départ le plus fréquent de son approche du processus d'inhibition. La suspension de définition, tout en s'appliquant également à l'être comme ensemble intégré du soi, déplace un peu l'accent sur la pensée comme point de départ de ce processus. La partie consciente et cognitive du soi peut

[10]   Note des traductrices : cf. chapitre 22 sur les directions et note en bas de la page 9.

porter son attention sur un aspect ou sur un autre, comme un moyen d'élargir sa compréhension et son appréciation de ce qui se propose au moment présent. Enfin, pour que les choses soient claires, l'inhibition et la suspension de définition ont en commun de travailler avec l'ensemble intégré du soi tout en l'influençant.

Suspendre ses définitions, dans la mesure où nous sommes en capacité d'amener ce processus dans nos vies, a un pouvoir énorme. Si nous nous heurtons encore et encore à un mur de briques, la suspension de définition permet à une porte d'apparaître. Ou au moins à une fenêtre.

* * *

Je me souviens, assez tôt dans ma carrière d'enseignant, il y a peut être une trentaine d'années, qu'un homme est venu me voir parce qu'il voulait lâcher son habitude de manger des biscuits au chocolat. Plus ou moins à la même période, une femme est venue me voir parce qu'elle ne voulait boire qu'un seul verre de vin au lieu de trois ou quatre chaque soir. C'était avant d'avoir développé mes idées sur la suspension de définition. J'avais travaillé alors avec chaque étudiant.e, en appliquant le principe Alexander plus classique de l'inhibition.

Ces deux personnes ont découvert que la dépendance au chocolat ou à l'alcool les empêchait de goûter réellement le vin ou le biscuit. Ils ont compris comment la gratification immédiate avait suffi jusque-là, à faire l'affaire. L'inhibition leur a permis de goûter réellement le vin ou les biscuits, puis ils ont constaté qu'ils n'avaient pas besoin d'en poursuivre leur consommation davantage. C'est comme ça que je faisais les choses il y a 30 ans.

Quelques années plus tard, cela faisait longtemps que cet homme avait arrêté de prendre des cours avec moi, il revint me voir parce qu'il voulait me raconter le reste de l'histoire. Il s'est avéré que la dépendance aux biscuits masquait une dépendance plus profonde, beaucoup plus grave — une dépendance qui a presque détruit sa vie et les relations avec sa famille. Avec du recul, je me demande — et si nous avions plutôt travaillé avec le principe de suspendre la définition au lieu de celui de l'inhibition, cela aurait-il fait une différence?

Serait-il arrivé au point de se dire: «Qui suis-je?» et de voir la possibilité qui se serait offerte à lui de changer le récit de son histoire personnelle? Il n'y a aucun moyen de le savoir, mais je m'interroge.

* * *

Si vous essayez de résoudre un problème de la manière dont vous vous êtes utilisés pour créer ce problème, vous resterez probablement avec ce problème. Suspendre la définition va de pair avec une certaine fluidité de la pensée.

* * *

La suspension de définition est une approche pédagogique remarquablement dénuée de jugement.

* * *

Si je reconnais que je suis habituellement enclin à agir d'une façon particulière, et que je commence à me comporter de cette manière-là, sur un plan neurologique, j'aurais peut-être besoin d'inhiber pour ne pas faire ce que j'aurais habituellement fait. Le processus d'Alexander était d'inhiber et de continuer à inhiber tout en donnant les directions[11]. Les directions faisaient partie intégrante du fait d'inhiber. Alexander aurait inhibé jusqu'à ce qu'il soit satisfait du résultat. Je ne mets pas l'accent sur le résultat. Ce que j'explore, c'est le mystère de qui je suis. Je n'essaie pas d'éclaircir ce mystère. Vous pouvez apprécier le mystère sans le résoudre. C'est ainsi que l'idée de la suspension de définition s'est développée pour moi. Je réfutais la quête de résultats trop souvent recherchée par l'inhibition d'Alexander.

* * *

Si vous inhibez — c'est-à-dire que vous ne faites pas ce que vous faites habituellement — vous vous rendez disponible pour profiter davantage de l'information qui vous entoure. Et qu'est-ce qu'un cou libre, si ce n'est un cou libéré des informations neurologiques habituelles? Le moment où vous n'agissez pas comme vous êtes habitué à le faire, vous laissez le temps au système nerveux de réinitialiser son homéostasie[12]. Pour F. M. Alexander, lorsque vous inhibez, vous donnez les directions. La suspension de définition anticipe, et de ce fait précède et incorpore, le concept d'inhibition de F. M. Cela permet un temps de conscience plus long qu'à l'ordinaire, pendant lequel vous

---

[11]   Note des traductrices : cf. chapitre 22 sur les directions et note en bas de la page 9.

[12]   Note des traductrices : *homéostasie* est une tendance de l'organisme à maintenir ou à ramener les différentes constantes physiologiques (température, débit sanguin, tension artérielle, etc.) à des degrés qui ne s'écartent pas de la normale (définition du dictionnaire en ligne CNRTL). Dans l'enseignement de Tommy, c'est la tendance de l'organisme à retrouver son équilibre optimal en rapport aux forces qui s'exercent sur lui.

appréciez, vous goûtez la situation, donnant ainsi à votre système nerveux la possibilité de s'imprégner de votre nouvelle expérience.

* * *

La clé du moment d'inhibition, pour moi, consiste en ce que vous soyez toujours responsable du résultat final de l'acte d'inhiber. Ceci est plus un état d'esprit que quelque chose que vous faites. Ce moment coïncide avec la prise de conscience de ce que vous ne voulez plus continuer à renforcer.

* * *

Parfois, il est essentiel de définir la situation en un éclair — vous devez rapidement vous écarter de la trajectoire d'une voiture qui vous arrive dessus. Néanmoins, lorsque vous pratiquez le fait de suspendre toute définition, vous constaterez que vous êtes plus à même d'évaluer précisément la situation et d'avoir une vision plus large, car vous avez permis à davantage d'informations de venir à vous. En l'absence de ce qui est anticipé, notre champ visuel est moins réduit. Ces informations appartiennent à la fois à vos expériences passées et à l'expérience que vous traversez dans le moment présent. Lorsque vous vous entraînez à suspendre vos définitions, votre définition des choses englobe plus largement le moment présent.

* * *

Lorsque vous êtes disposé à être moins sous l'emprise du besoin de définir, vous n'êtes plus attaché à ce que vous anticipez.

Lorsque vous tenez fermement à votre besoin de définition, vous êtes davantage attaché à votre anticipation du résultat. Il est alors peu probable que vous voyiez les choses avec une nouvelle perspective, et de plus, telles qu'elles sont au moment présent.

5 À propos du soi[13]

Il y a au moins deux aspects du soi : le soi en relation à ce qui se passe, et le soi comme constante.

Beaucoup de personnes s'attachent à créer le soi qu'elles pensent devoir être. Nous avons besoin de nous concentrer davantage sur le soi du moment présent par rapport à l'environnement. En effet, quel que soit le moment, vous n'êtes que ce que vous êtes. Ce moment est la somme totale de votre identité. Ce fait m'a été clairement dévoilé lors du décès de ma femme. Le dernier jour de sa vie, ma femme, confinée au lit, et incapable de se lever sans assistance, a soudain affirmé : « Je dois me lever ». Elle avait été danseuse toute sa vie, et voulait faire l'expérience d'être debout, sur ses jambes sans assistance une dernière fois, pour se souvenir de la façon dont ses pieds s'ancraient si facilement dans la terre qu'elle aimait tant. La personne présente qui procurait les soins palliatifs a voulu l'aider à sortir du lit, mais sans succès. Je lui ai alors demandé de me laisser assister ma femme. Je savais qu'elle voulait faire l'expérience de sa propre capacité à se tenir debout sans être soutenue. Je me suis penché au-dessus du lit médicalisé, et je l'ai prise de la façon dont j'aurais aidé un.e étudiant.e à se lever de la table. À ce moment-là, j'ai été submergé par une révélation poignante et j'ai alors compris que

---

[13]   Note des traductrices : le soi (« self » en anglais) est tout ce qui nous constitue : notre physique, nos émotions, nos pensées, notre mouvement, ... Il s'emploie ici comme dans le livre de F.M. Alexander *L'usage de soi* (*The Use of the Self*).

tout ce que j'avais fait, appris et était devenu jusqu'alors, m'avait préparé à offrir ce dernier cadeau à ma femme. À ce moment-là, le seul but de mon existence était de la guider vers son souhait. Tout ce que j'avais vécu jusque-là m'a préparé pour ce moment. Précisément la vérité de ce moment-là, et aucun autre, n'existait alors pour moi. Je l'ai soutenue dans son désir improbable, de faire usage de ses jambes qui n'avaient connu que la danse, une dernière fois. Puis elle est retombée dans son lit. Je n'avais jamais eu ce genre d'expérience, où tout ce que j'étais devenu m'avait préparé à la singularité de ce moment. J'ai pris conscience de la somme totale que constituait mon identité seulement au moment où j'ai été sollicité par l'engagement requis. Je me suis vraiment senti béni.

Et, aujourd'hui encore, je suis béni, grâce à ce cadeau qu'elle m'a fait. Notre travail consiste à guider une personne vers la reconnaissance de qui elle est ; le moment où elle comprend que la façon dont elle répond à tout événement de sa vie est la somme totale de ce qu'elle est. Son identité est fluide, elle n'est pas figée.

* * *

« L'usage de soi »[14] est souvent évoqué à partir de ce qui est commun à tous, de ce qui est universel. Mais il est aussi possible d'explorer l'usage de soi en partant de ce qui est unique pour chaque personne. L'unicité de chaque individu ne nous sépare pas, elle nous unit.

---

[14] Note des traductrices : « *l'usage de soi,* l'utilisation de soi » (en anglais « use of the self ») est la manière dont nous faisons nos activités au quotidien. Principe de la technique Alexander qui exprime la manière dont nous faisons ce que nous faisons en prenant en compte notre être dans sa totalité.

Les gens ne se comportent pas toujours comme nous pensons qu'ils devraient le faire. De même, nous ne nous comportons pas comme les autres pensent que nous devrions nous comporter. Si vous explorez sincèrement l'usage de soi, sans aucun jugement, il vous sera tellement plus facile d'aller vers ce que vous voulez et au-delà de ce qui ne vous correspond plus. Lorsque je travaille avec une personne, je cherche simplement à lui donner ce qu'elle peut reconnaître d'elle-même à ce moment précis. Vous pouvez observer et toucher son unicité. C'est essentiel, parce que chaque personne est unique. Chaque personne sur Terre voit les choses d'une manière complètement différente d'une autre.

Si vous voyez réellement la personne pour qui elle est, elle changera car elle aura été vue. Les élèves ne viennent généralement pas vous voir parce qu'ils ou elles veulent trouver leur unicité, mais parce qu'ils ou elles ont mal. La façon dont vous vous percevez dans ce monde se reflète dans l'usage que vous faites de vous-même. Lorsque nous cédons à ce que nous pensons devoir faire, nous perdons généralement la perception de notre support. Vous cherchez à identifier ce qui, dans la façon dont vous vous percevez dans le monde, pourrait vous causer des problèmes. Le premier pas est de reconnaître cela, sans aucune tentative d'en faire quoi que ce soit. Le changement commence par une prise de conscience. Puis continue par l'inhibition, pour cesser de renforcer le schéma.

Le corps sait où il a besoin d'être pour soutenir ce que nous voulons faire. Le problème est que nous mettons notre corps là où nous pensons qu'il doit être — c'est l'identité.

Cependant, ce n'est peut-être pas la personne que vous voulez être jusqu'à la fin de vos jours.

Une fois que vous définissez ce que signifie pour vous l'usage de soi, un choix se présente : soit vous améliorez la personne que vous êtes déjà et ce que vous savez faire tout en améliorant vos performances, soit vous vous proposez de découvrir de nouveaux aspects de vous-même qui peuvent vous offrir une plus grande tranquillité d'esprit. Ces possibilités sont toutes les deux précieuses.

* * *

Le sens de ce travail pour moi, c'est l'identité — à savoir, instaurer un sens plus profond de qui vous êtes. Vous pouvez ne pas vous définir, mais vous ne pouvez pas être sans identité. En d'autres termes, vous ne perdez pas votre soi lorsque vous vous libérez de votre besoin de définir qui vous êtes. Vous pouvez suspendre votre définition, tout en maintenant votre identité.

La plupart des gens veulent des définitions. Plus il y a de force dans une définition, plus cela crée de la rigidité. Vous pouvez être moralement ou immoralement rigide.

* * *

La plupart des personnes semblent avoir un désir enseveli d'être plus présent à elles-mêmes. Être disponible à un potentiel plus profond en vous dans des moments difficiles, est souvent plus probant que de se fier à ce qui a pu fonctionner pour vous auparavant. Ce qui a fonctionné dans le passé pourrait ne plus être adapté aux circonstances actuelles. Cette disponibilité est tout aussi attrayante pour votre entourage : vous incarnez les avantages d'aller au-delà des limites d'une réponse habituelle, et cela, en faveur de l'exploration de votre potentiel, afin de trouver une réponse mieux adaptée aux circonstances présentes.

* * *

Le premier cadeau qui vous est fait, c'est le don de la vie. Le deuxième, c'est le don du soi, le vrai soi intégré, qui ne se distingue pas du non-soi, qui fait partie de tout ce qui est. Personne d'autre ne pense, ne ressent, ni ne perçoit exactement comme vous. Si vous prenez soin de ce caractère unique, si vous le développez, vous allez vraiment explorer qui vous êtes. L'usage de soi est une façon de se réapproprier ce don du soi, c'est-à-dire le soi que vous voulez révéler, le soi qui est le plus proche de qui vous êtes.

C'est à travers le corps que vous faites l'expérience de votre soi, alors que vous vivez dans ce monde.

6 L'enseignement compassionnel

En France, on m'a demandé : « Comment mettriez-vous en œuvre vos compétences pour travailler avec Quasimodo[15] ? Il a un handicap physique, une déformation qui ne peut être modifiée ». J'ai répondu : « Lorsque vous regardez Quasimodo, voyez-vous son usage limité ou un homme amoureux ? » Si vous posez vos mains sur la personne, sur l'homme amoureux, vous découvrirez alors où cela peut mener. Si vous mettez vos mains sur sa difformité, son identité habituelle, vous l'enfermez dans cette douleur d'un amour non partageable, due à ses limitations physiques. Aucune limitation physique ne limite l'expression du soi, de qui vous êtes. Quasimodo aurait très bien pu expérimenter un espace au sein de ses limitations physiques, permettant à sa capacité d'aimer de s'étendre bien au-delà de la façon dont il se voyait auparavant.

* * *

L'empathie est nécessaire pour comprendre une réponse compassionnelle, mais l'empathie n'offre guère plus que de la condoléance. La compassion commence d'abord par l'empathie, tout en comprenant que cette commisération n'offre pas d'issue. Le fait de ressentir la douleur de l'autre ne résout guère sa douleur. La compassion va au-delà de

---

[15] Quasimodo, le personnage bossu au cœur du roman *Le Bossu de Notre Dame* de Victor Hugo, est craint comme un monstre par les citoyens de Paris, bien qu'il ait en fait bon cœur. Son amour non avoué pour la belle Esmeralda est un thème central du livre.

l'empathie en offrant autre chose que ce qui était attendu. Comment se libérer d'un schéma comportemental ? Avec compassion. Toujours avec de la compassion. Accueillez qui vous étiez quand ce schéma a commencé, invitez cette personne à entrer, n'essayez pas de vous séparer de la personne que vous étiez. C'est l'enseignement compassionnel tel que je le conçois. Vous n'aurez jamais la possibilité de voir qui vous pourriez être sans accepter tout ce qui vous a constitué. Telle est votre préparation.

Cela commence par de la compassion pour soi-même. Vous ne pouvez pas vraiment avoir de la compassion pour quelqu'un d'autre, sans en avoir pour vous-même. Rappelez-vous quand vous avez commencé à vous former pour enseigner, vous avez d'abord porté votre attention sur vous et non sur l'autre. Commencez par ne pas vous perdre dans l'autre, pour être à même de vous retrouver ensuite dans l'autre, pour être présent.e, là — toujours.

7 Révéler le travail à la personne

Une grande partie du travail en Alexander consiste à donner à l'étudiant.e une « expérience Alexander », généralement accompagnée d'un changement remarquable dans la perception de la légèreté de l'être et de son intégration profonde. Cela devient alors le modèle à reproduire, ce qui revient à amener la personne à la technique[16]. Mais je crois que l'inverse — révéler le travail en Alexander à la personne — est aussi, voir plus, pertinent. Vous laissez la personne se présenter, telle qu'elle est : autant prête à recourir à son habitude, que disponible pour répondre autrement, à un stimulus proposé. Vous offrez un support à la personne, ce support lui révèle sa disponibilité au changement, ce qui l'amène à être ouverte à plus de choix.

La notion de laisser la personne se révéler vous guidera vers une proposition suivante. Laissez-vous surprendre. L'invisible apparaît continuellement.

Dès que j'invite la diffusion des tensions musculaires, là où elles sont localisées, en utilisant juste assez de pression pour inviter le tissu à s'allonger, j'écoute comment l'étudiant.e traite l'information. Ce moment appartient à l'étudiant.e. Une fois que je commence à écouter la personne, j'appartiens à l'expérience.

---

[16]   Note des traductrices : Tommy utilise ici l'appellation *technique* pour désigner une approche plus technicienne du travail en Alexander.

8 Être en accord avec son élève

L'idée de l'expression « trouver la concordance » est venue lors d'un atelier que j'ai donné à Francfort, en Allemagne. Une des participantes m'a demandé la clé pour déverrouiller tous les mystères des principes du travail en Alexander. Ma réponse a été la suivante : « Je n'ai pas de clé, mais si vous commencez à chercher des serrures, la clé apparaîtra ». Cela m'a amené à réfléchir au toucher qui recherche l'accord avec la personne, comparable à une clé introduite dans la bonne serrure ou à une serrure recevant la bonne clé.

Si vous recherchez la concordance, la première chose à laquelle vous pensez est de laisser votre main épouser une partie du corps de l'autre. Mais, vous pouvez également trouver cet accord sans avoir à fondre votre main : cela se transforme alors en *toucher et être touché.e*. Qu'est-ce que toucher et être touché.e ? C'est la reconnaissance que lorsque nous posons notre main pour toucher une personne, nous sommes aussi touché.e.s par cette personne. Vous ne pouvez donner que ce que vous recevez.

Travailler de cette façon mène à moins faire. Lorsque vous touchez une personne avec l'intention de trouver l'accord, vous reconnaissez profondément l'unité de la vie et de la planète. Ceci est semblable au concept d'*Inter-être*[17] de

---

[17]   Thich Nhat Hanh, moine bouddhiste d'origine vietnamienne qui a fondé le Village des Pruniers et y a vécu jusqu'à sa mort récente, utilisait le mot « Interbeing » en anglais pour décrire l'interconnectivité du vivant.

Thich Nhat Hanh exprimant le fait que nous interagissons avec l'ensemble du vivant, de telle façon que nous avons moins à faire, parce la totalité est dans le processus de la vie.

Lorsque vous trouvez l'accord, vous trouvez l'interdépendance de tous les schémas de mouvements dans l'ensemble du corps. Rester en accord avec la personne, c'est ajuster continuellement son toucher aux changements qui se produisent. L'organisme trouve alors son propre point d'équilibre en rapport avec le support disponible, tout en tenant compte de ce qui le met en activité. Continuer à rechercher l'accord en vous ajustant au fur et à mesure des changements, *avec la reconnaissance* que vous pouvez laisser la tête et le cou libres pour tout intégrer par le biais du flux spinal, offre une intégration plus profonde. Plus l'intégration est profonde, plus nous sommes susceptibles de nous voir tel que nous sommes, avec ce qui se crée en nous, parce que ce qui nous constitue traite en permanence l'expérience de ce que cela signifie d'être en vie avec cette planète.

Si vous avez du mal à trouver l'accord, revenez à vous-même. Comment pouvez-vous augmenter votre capacité à *suspendre la définition*, pour entendre l'autre personne au plus près d'elle-même ? Plus vous êtes silencieux à l'intérieur de vous-même, plus vous serez à même d'être en accord. Cette concordance est la capacité de lâcher prise par rapport aux attentes et aux préconceptions, en faveur de ce qui est le plus présent.

Trouver l'accord est un moyen de rencontrer la personne là où elle se trouve.

9 Sur les habitudes

Toute habitude s'inscrit parmi les habitudes qui constituent notre identité.

* * *

Qu'est ce qui peut nous aider à nous libérer de nos réponses habituelles ? La première étape repose sur l'observation : il s'agit là d'être témoin de vos propres interactions. Vos interactions sont-elles toujours à peu près les mêmes ? Si vous vivez toujours dans vos habitudes, il est très difficile de ressentir ou d'avoir une expérience consciente de ce qui constitue votre habitude. C'est en l'absence d'une habitude qu'il est possible de reconnaître cette habitude, de la ressentir pleinement en tant que telle, distincte de votre identité.

Pour changer votre habitude, vous devez changer l'usage de vous-même.

Si votre façon de penser change fondamentalement, cela changera tout. Cette nouvelle façon de penser ne fera plus appel à l'ancien schéma neuromusculaire.

10 À propos du récit personnel

Nous avons besoin de prendre en compte notre récit personnel. Nous avons tous et toutes une histoire personnelle, et elle est complètement imbriquée avec ce que nous sommes et comment nous vivons. Lorsque nous nous réveillons le matin, nous nous réveillons avec notre histoire personnelle, nous ne nous réveillons pas uniquement avec notre usage. Si je fais du yoga, je le fais toujours d'une manière qui se conforme à mon récit personnel. C'est en fait l'attachement à notre histoire personnelle que nous sommes en train de transformer, lorsque nous changeons notre usage. Sans quoi, nous améliorons seulement notre capacité à être la personne que nous avons été. Et cela a certainement de la valeur. Cependant, si nous voulons vraiment explorer le mystère de nous-même, et découvrir qui nous sommes réellement capables d'être, nous avons besoin de transformer notre histoire personnelle.

Quand je me réveille le matin, si je n'apprécie pas vraiment mon existence, je me lève directement et je commence ma routine habituelle — café, douche, petit-déjeuner, travail. Le récit est toujours là, qui s'infiltre dans tout ce que je fais. Mais pour un instant hors du temps, avant de sauter dans ce récit, je peux être conscient de mon existence, de ma part d'être. Très rapidement, cela se transforme alors en une prise de conscience d'être soi-même en relation avec l'environnement et avec son histoire. Quand vous vous réveillez, vous allez presque immédiatement vers votre récit.

Mais il existe un moment qui précède le moment où vous êtes totalement pris dans votre histoire personnelle. Et dans ce moment, quand vos yeux s'ouvrent pour la première fois, et que vous reconnaissez consciemment le fait d'être vivant une journée de plus, vous êtes plus proche de l'être que du faire.

Essayez cet exercice : quand vous vous réveillez le matin et que vous commencez une nouvelle journée sur cette terre, avant de vous engager dans ce nouveau jour avec votre implication personnelle, vous pourriez avoir une conscience momentanée d'être hors du temps avant de vous engager dans votre emploi du temps. Dans cet instant préalable avant l'engagement dans les activités de votre journée qui vous donnent la réaffirmation de votre identité, vous pourriez avoir une appréciation du mystère qui vous constitue. Et pour un moment, vous êtes allongé là où vous avez dormi, dans cet espace entre l'être et le faire. Il n'y a ni conflit ni incertitude. En choisissant *l'être*, vous inhibez le *faire*.[18] L'inverse n'étant pas nécessairement vrai.

* * *

Au moment de la conception, l'ovule accueille un seul spermatozoïde, un seul parmi beaucoup d'autres. L'ovule et le spermatozoïde fusionnent en une seule cellule qui devient rapidement 2, puis 4, puis 8 cellules, etc. C'est le début de la vie sur la planète ! Je vois ce commencement bourgeonnant de la vie humaine comme l'aboutissement ultime et le stade actuel du récit évolutif, c'est-à-dire, l'histoire de notre évolution en tant qu'espèce. Je vois aussi dans tout cela la manière dont nous sommes conçus pour

---

[18]   Note des traductrices : cf. chapitre 2 *Être et Faire*

fonctionner pendant que nous expérimentons ce que cela signifie d'être un *Homo sapiens,* un être humain.

Notre voyage commence…

Notre identité nous attend…

Notre histoire commence…

Notre identité se mêle à notre histoire personnelle, qui est à la fois limitée et soutenue par le récit de l'évolution de notre espèce. La façon dont nous sommes conçus pour fonctionner, pour assimiler l'expérience humaine sur cette planète, a commencé il y a des millions d'années.

Notre fonction est affectée par notre usage. Notre usage évolue en fonction de nos prédispositions sociales, économiques, culturelles et génétiques. L'usage de soi reflète également notre attachement à notre récit personnel — histoire que nous nous racontons à nous-même ou à laquelle nous pensons appartenir — et au récit universel ou évolutif. Les récits personnels et évolutifs coexistent. De ce fait, vous pouvez prendre en compte ce que vous pourriez être, souhaiteriez être, ou ce que vous avez toujours été dans vos nombreuses incarnations, plutôt que d'être attaché pour toujours à une histoire qui ne reflète peut-être pas qui vous êtes vraiment. Et c'est là que les découvertes de F. M. Alexander ouvrent la voie à la liberté de changer.

11 Enseigner à partir du cœur

Enseigner à partir du cœur est un état d'esprit. Vous utilisez vos mains différemment. La plupart des personnes qui viennent prendre un cours n'ont pas une image très positive d'elles-mêmes. Il y a beaucoup de reproches, d'auto-jugements. Même la vanité est un type de déguisement : « C'est bien. » « C'est pas bien. » « Je ne suis pas à la hauteur. » Toutes ces choses. Et au même moment, F. M. Alexander demandait à la personne de se défaire d'un modèle d'usage de soi qui reflète ses propres comportements, ceux qu'elle associe à sa personne. « C'est moi, je ne peux pas changer. » Pour changer, vous devez vraiment vous voir tel que vous êtes. Vous voir *vraiment*, sans allégeance au récit personnel que vous associez à votre identité. Quand j'ai enseigné en Europe pour la première fois, j'ai trouvé que les gens étaient prêts à aller plus loin et plus profondément pour se voir, simplement, avec une grande clarté parce qu'ils pouvaient sentir qu'il n'y avait absolument aucun jugement. Pas de « ceci est bien » ni de « ceci est mal ».

Ma femme m'a dit un jour, alors qu'on se tenait la main sans raison particulière, si ce n'est pour partager du temps et de l'espace ensemble : « Quand tu me tiens la main, je sais que tout est pardonné. » C'est une belle déclaration. Non pas qu'il y avait quelque chose à pardonner, simplement à ce moment-là de son existence, elle s'est sentie complètement vue et soutenue. Je ne suggère pas par là qu'en tant qu'enseignant.e, vous teniez la main de vos élèves. Cependant, votre toucher, le contact physique de vos mains lors de cet échange, cherche certainement à transmettre que, quelque soit l'usage approprié ou non de la personne, d'une certaine façon, «tout est pardonné» : ce temps partagé avec celle-ci n'est ni le début ni la fin de son épanouissement personnel. Dans la formation de professeurs, nous faisons un exercice dans lequel un.e étudiant.e travaille avec un.e autre. Après un moment, il ou elle s'arrête de travailler et tient simplement la main de l'autre personne pendant qu'elle réfléchit sur quelque chose qui fait partie de sa vie à ce moment-là. La personne qui joue le rôle de l'enseignant.e est présente en tant que soutien. Il y a des récepteurs dans la main pour l'amour, la paix, la compassion et l'interaction sociale. Ensuite, j'invite la personne dans le rôle de l'enseignant.e à travailler à nouveau avec la personne avec le toucher utilisé en Alexander après cette expérience de lui avoir tenu la main pour lui offrir du soutien. La conception de notre organisme est telle qu'un simple toucher, comme ce geste très naturel, apporte du soutien. La différence, pour l'enseignant.e comme pour l'élève, est alors palpable.

Enseigner avec le cœur aide la personne à trouver une acceptation totale quel que soit ce qu'elle a fait. Cela aide l'étudiant.e à être capable de regarder ses choix avec compassion, même les mauvais, et leurs conséquences, sans s'identifier à eux. Il peut y avoir tellement de honte lorsqu'on s'identifie à son histoire.

12 Le support

La manière dont nous sommes conçu.e.s est telle que notre organisme nous soutient quoique nous fassions. Cependant, nos schémas habituels peuvent interférer, amenant le corps à faire plus d'efforts qu'il n'est nécessaire pour nous soutenir dans l'activité. Nous sollicitons un effort déraisonnable parce que nous perdons la conscience d'être en support.

* * *

Admettons que vous vous réveillez, sautez hors du lit et commencez votre routine quotidienne. Vous faites des choses tout au long de la journée. Puis vous terminez votre journée en vous préparant pour aller vous coucher, et vous allez dormir. Pour l'essentiel, votre vie consiste en un engagement à faire, au lieu d'honorer le sentiment d'être, indépendamment de vos désirs. Ce que vous faites dépend de vos désirs. La vie est l'accomplissement de désirs, petits ou grands, au cours d'une journée ou d'une vie. En explorant l'absence de désirs, vous pouvez faire l'expérience d'être en relation avec quelque chose de différent et de plus grand que n'importe quelle envie que vous pourriez avoir. Alors, vous percevez davantage d'interdépendance. Le support vient de l'inter-relation entre soi-même et tout ce qui est.

Récemment, j'ai comparé le récit de l'évolution de l'espèce humaine et celui de votre parcours personnel. Votre parcours personnel est en grande partie déterminé par votre sens d'identité. L'histoire de l'évolution de l'espèce humaine est l'histoire de sa force d'évolution. Tout a été conçu pour exister en relation à l'autre.

L'aspect évolutif du récit est que vous faites partie de tout ce qui se crée. Vous faites partie de la création. Toutes les formes de vie font partie de la création, et cela a peu de choses à voir avec votre histoire personnelle. C'est un récit, la création est une histoire en elle-même. Pendant longtemps, nous n'avons pas eu d'identité — ceci nous est venu beaucoup plus tard. La première partie de la création est sans identité. Il y a un livre de Julian Jaynes, *La naissance de la conscience dans l'effondrement de l'esprit bicaméral*. Son idée est qu'il n'y a aucun sens d'identité personnelle dans *l'Iliade*. Avec *l'Odyssée*, l'idée de « je suis responsable de mes actions » est apparue. À quel moment le « je » — représentant la responsabilité personnelle — intervient-il ? Auparavant, les dieux étaient responsables de tout.

Dans nos activités humaines, nous privilégions généralement le faire par rapport à l'être. Bouddha, et d'autres, ont essayé de nous éloigner un peu de cela en mettant l'accent sur l'être. De même, dans mon enseignement de l'Alexander, je distingue l'être et le faire. En effet, si nous nous concentrons trop sur l'action à faire, nous avons tendance à perdre notre support. Nous sommes conçus pour que notre être soit soutenu, tout en faisant ce que nous nous proposons de faire.

13 Sur l'observation

Lorsque vous observez une personne, vous pouvez soit la regarder, soit la voir. Regarder une personne peut vous amener à vous projeter sur elle. Une alternative possible est de laisser la personne apparaître, ou se révéler. Si vous accueillez une personne pleinement, que vous la voyez telle qu'elle est à ce moment-là, elle se sentira vue au plus proche de qui elle est à cet instant, et sera plus encline à vous voir en retour.

Une façon de voir une personne est de voir les différentes parties qui la constituent : «Oh, regardez, j'ai changé la dynamique de la tension musculaire de votre cou!» Il n'est pas question de parties anatomiques, il s'agit toujours de la personne dans sa totalité et de la façon dont son usage physique reflète la qualité de ses pensées, ses sentiments et ses perceptions. Vous voulez développer des moyens d'être capable de voir l'intégralité de la personne, et comment chaque partie reflète cet ensemble.

Parfois, une personne arrive et ses différentes parties ne s'accordent pas encore entre elles, mais le potentiel est toujours là.

Quand vous regardez quelqu'un, vous pouvez voir ce qui est contraint. Si vous avez à l'esprit : «Son usage correspond à ce que j'attends» — à un certain niveau, vous renforcez votre attente. Si, au-delà des restrictions que vous relevez, vous voyez son potentiel, c'est différent.

Vous devez rencontrer la personne en étant conscient.e que vous ne la connaissez pas.

Mère Teresa, Eckhart Tolle, et bien d'autres enseignant.e.s doué.es, sont *tiré.e.s vers le bas*[19] ce qui signifie dans le jargon du travail en Alexander, une utilisation inefficace de leur soi. Ainsi certaines personnes ont l'esprit si fort et si bien développé que le corps a moins d'importance. La vie de Stephen Hawking en témoigne. Ce genre d'extrême n'est pas si répandu que cela. Or, c'est à travers le corps que nous faisons l'expérience du soi, pendant que nous sommes sur la planète.

Quand vous observez quelqu'un avec ses habitudes, ce que vous voyez en fait c'est son attachement à ses habitudes. Il y a une différence entre regarder et voir. Regarder implique beaucoup de mémoire; votre regard contient tous vos souvenirs et tout ce que vous avez défini. Il y a une réelle beauté dans le fait de voir et de se laisser être vu. Recevez l'autre et laissez-vous être reçu, à travers vos yeux, votre cœur, votre toucher, qui sont au moment présent, dans l'acte de recevoir. Lorsque vous voulez révéler le potentiel d'une personne, vous devez la regarder d'une nouvelle manière : vous devez réellement la voir.

Lorsque vous observez quelqu'un, vous pouvez très bien observer un usage inadéquat, c'est-à-dire un usage de soi qui n'est pas en accord avec la manière dont nous sommes conçus. Cependant, vous voulez travailler avec

---

[19]   Note des traductrices : *tiré.e.s vers le bas* (« Pulled down » en anglais) est une expression commune parmi les professeurs de la technique Alexander signifiant une diminution de la hauteur de la personne et un circuit dorsal du nerf vague prédominant.

le potentiel, pas avec l'usage inadéquat. Vous ne jugez pas cette personne, tout en lui rappelant ses possibles.

Tout ce que vous observez est important. Mais si vous restez uniquement au niveau de l'anatomie et de l'alignement, vous manquez les autres aspects de la personne. Si vous limitez votre observation à ce qui interfère avec «l'usage adéquat», ce ne sera pas aussi utile à la personne, car elle sera moins susceptible d'intégrer sa nouvelle expérience dans son récit personnel.

* * *

Lorsque vous observez, vous vous engagez dans une rivière déjà en mouvement. Il n'y a rien à faire ou à faire advenir. Quand vous entrez dans la rivière, vous amplifiez l'expérience de la personne à être elle-même.

* * *

J'ai parlé récemment de ce qui suit : quand une personne arrive pour une leçon, je me propose de la voir pour qui elle est, je ne la regarde pas sous tous ses détails. Une fois que nous nous sommes assuré.es d'être en sécurité ensemble et avant de relever quel est l'usage de cette personne, je regarde son expression faciale… Prenez d'abord le temps de voir la personne avant de regarder son usage. Il y a beaucoup d'écrits sur les neurones miroirs et leurs rôles fonctionnels pour déterminer immédiatement si nous sommes en sécurité en présence d'une personne que nous venons de rencontrer. Lorsque nous voyons quelqu'un pour la première fois, il y a une définition subtile que nous faisons presque immédiatement. Nous l'observons raconter son histoire. Son usage se révèle au fur et à mesure qu'elle raconte son histoire. Si nous mettons nos mains uniquement sur son usage, un jugement subtil se met en place sur la justesse ou non de cet usage. Mais si elle a été reconnue pour ce qu'elle ressent, compte tenu de sa description de ce qui l'a amenée à venir nous voir, avant même de poser nos mains sur elle, une confiance s'instaure. La toute première chose que nous voulons, c'est qu'elle fasse confiance à ce que nous avons à lui dire. De la même façon, nous voulons avoir confiance en ce que nous avons à dire. Son usage individuel lui appartient.

Récemment, au sein de la formation, nous avons observé une élève jouer du violon. Les stagiaires ont parlé davantage de l'état d'esprit de la musicienne, du sentiment que la musicienne éprouve et qui est généré par la qualité de son attention, plutôt que de son usage propre. L'observation n'est pas du tout clinique. C'est simplement que lorsque nous observons vraiment une personne, nous la regardons avec une connaissance qui n'est pas encore reconnue d'elle-même à ce moment-là. Avant de partager cette connaissance avec notre étudiant.e, prenons d'abord le temps de le ou la reconnaître pour qui il ou elle est. Nous faisons régulièrement un exercice dans la formation où chacun regarde l'autre. Nous remarquons que nous définissons alors rapidement la personne que nous regardons. Et la personne se sent déterminée, définie, au lieu d'être vue. Puis, je leur demande de voir la personne, en suspendant cette fois leur définition de cette personne, afin de laisser d'autres informations leur apparaître. Invariablement, la personne observée se sent cette fois, vue plutôt que définie. Nous explorons la différence entre poser les mains sur la personne après l'avoir définie, et ensuite après avoir suspendu nos définitions comme décrit ci-dessus. L'observation découle donc directement de la suspension de définition.

Nous portons chacun.e notre propre sens de l'identité. L'autre jour, alors que j'écoutais les nouvelles à la radio, j'ai entendu l'histoire de l'héritage amérindien d'un politicien. Cette histoire explorait l'idée que notre sens de l'identité est une construction sociale, et non une science. L'identité est sociale, pas clinique — l'identité représente qui vous êtes par rapport à vous-même, par rapport aux autres, et comment l'autre vous perçoit. La seule chose que la Création ne nous a pas donné est la possibilité de nous voir comme les autres nous voient. Donc, c'est une grande leçon de vie que de trouver le moyen de faire son chemin parmi tout cela. Parce qu'il est tout à fait possible de voir une personne pour qui elle est au moment présent.

Frank Jones[20] était très doué pour rentrer directement dans la matière et opérer un changement, apportant ainsi le travail à la personne de façon très compétente. Et ses mots étaient remplis de sagesse. L'interférence d'une personne avec le mouvement primaire est unique. Chacun.e interfère différemment. Leur implication dans leur manière de répondre à ce que nous leur proposons, nous permet d'apprécier cette différence. Certaines personnes répondent immédiatement, d'autres sont plus lentes à répondre. Et nous touchons des aspects de la personne,

---

[20]   Frank Pierce Jones était professeur à l'université Tufts de Boston. Il a été formé comme professeur d'Alexander avec F. M. Alexander et son frère, A. R. Alexander. Jones a mené quelques-unes des premières études scientifiques sur la technique Alexander, qu'il a décrites dans son livre *Body Awareness in Action*, Schocken Books, New York 1979, réédité en 1997 sous le titre *Freedom to Change*.

dont nous ne sommes pas forcément conscient.e.s et qui l'affectent néanmoins grandement. L'observation est donc un processus continu régulièrement renouvelé, et cette observation évolue au cours d'une leçon.

Si nous voyons vraiment une personne pour ce qu'elle peut être, nous avons beaucoup plus de chances de la toucher d'une façon appropriée.

* * *

Nous ne voulons pas regarder uniquement les parties d'une personne, comme par exemple la relation tête-cou-dos. J'ai fait un exercice dans la formation qui consiste à regarder l'expression prédominante du visage de quelqu'un — autrement dit, le « set » de base, ou comment le visage est lorsqu'il n'est pas affecté par une émotion particulière. Et ensuite, nous remarquons les autres aspects du corps — la poitrine, les chevilles, la mâchoire, chaque partie du corps ressemble exactement à l'expression prédominante du visage. Cette observation souligne que la personne est entière et complète, et que lorsque nous voyons ou touchons une partie du corps, nous touchons la même chose dans toutes les autres parties du corps.

* * *

Ce qui est observé n'échappe pas à l'influence de l'observateur.

14 À propos du désir

Nous sommes motivé.e.s par le désir. Sans désir, nous serions, comme Bouddha, sans problèmes. De plus, au cours de notre vie sur terre, nous ne pouvons pas en être complètement dépourvus. Le tout étant de ne pas être gouverné par ce désir.

Si vous prenez le temps de vivre pleinement un désir — par exemple, le désir de boire un thé — vous aurez une expérience plus profonde que si vous vous contentez simplement de « satisfaire » votre désir.

* * *

Quand je parle d'être motivé par le désir, c'est en relation avec l'être et le faire, qui sont à prendre en compte dans un contexte d'identité. L'essence même de notre conception est ce qui nous permet de traiter l'expérience d'être soi, en vie sur cette planète. Vous êtes la seule personne à faire les choix que vous faites. Lorsque vous vous utilisez plus en accord avec la façon dont vous êtes conçu.e pour traiter les expériences, vous faites de meilleurs choix : avec moins de jugements et plus d'inclusivité. Cela augmente votre capacité à l'interaction sociale.

15 Le rôle de l'enseignant.e

Quand une personne arrive, elle arrive avec un besoin à satisfaire. Et vous la voyez. Si vous êtes capté par son usage, alors vous allez regarder cet usage, le voir partout et apprécier essentiellement son usage. Il n'y a rien de mal à ça, sauf que vous ratez le coche. F. M. Alexander faisait cela : il avait des compétences supérieures pour modifier l'usage et, dans une large mesure, le corriger. Même Patrick MacDonald[21] lui-même, a dit un jour au biographe de F. M. Alexander que ce dernier était très doué pour changer l'usage d'une personne, pour l'améliorer, mais qu'il n'avait aucune idée de qui était la personne qu'il touchait. Cette tendance existe encore aujourd'hui dans la communauté des professeurs d'Alexander.

Lorsque vous suspendez la définition, c'est différent. Vous rencontrez une personne avec un besoin. Ce besoin se reflète dans son usage. Son usage reflète son attachement à son récit personnel : l'histoire avec laquelle elle se réveille. Autrement dit, l'histoire de sa vie jusqu'à maintenant — cette personne sait ce qu'elle a vécu. La plupart des gens sont tellement attachés à leur histoire qu'il leur est difficile de s'en extraire. Cependant il n'est pas possible de vivre sans histoire — sans elle c'est un état comme celui d'Alzheimer — mais il est

[21]   Patrick MacDonald a suivi le premier programme de formation des enseignants de F. M. Alexander. Il est devenu l'un des principaux professeurs Alexander de la première génération et a créé son propre programme de formation. Le programme de formation de MacDonald a influencé de nombreux autres professeurs qui ont ensuite dirigé leurs propres programmes de formation.

possible d'y être tellement attaché qu'il est difficile de voir d'autres perspectives ou d'accéder à d'autres possibles. L'attachement au récit personnel est une habitude de l'identité. Je ne peux pas bouger comme vous, ni penser comme vous pensez — et je n'ai pas à le faire non plus.

Donc si vous voulez que la personne qui vient vous voir, accepte que son usage soit modifié, cela vous demande d'abord de voir la personne être reflétée dans son usage du moment, au lieu de ne voir que son usage comme reflet de ce qui la constitue.

Il y a une valeur incontestable à aller vers quelqu'un et de simplement travailler avec son usage. Mais si vous exercez cette profession de cette façon pendant un certain temps, vous allez probablement vous ennuyer. La valeur de cette discipline consiste à partager qui vous êtes. Il en est de même pour chaque domaine de la vie. Plus vous partagez, plus les autres partagent. Vous cherchez à être présent.e pour la personne en face de vous. Plus vous êtes présent.e, plus les autres le sont aussi. J'ai toujours pensé qu'une vie faite de partages est meilleure qu'une vie qui en est dépourvue. En donnant ce que vous connaissez de vous-même, vous pouvez recevoir ce que l'autre vous donne de lui-même.

* * *

L'enseignant.e fait ce qu'un parent fait. Le parent a vécu beaucoup d'expériences. Par exemple, traverser la rue. Vous savez comment faire, parce que vous l'avez déjà fait. Vous ne dites pas à l'enfant, prêt à traverser la rue tout seul pour la première fois, «regarde-moi et traverse la rue». Vous prenez sa main et vous lui offrez un espace pour qu'il se sente soutenu pendant qu'il assimile les informations nécessaires pour s'aventurer seul. Vous « offrez cet espace », puis, lorsque vous sentez qu'il a intégré les informations nécessaires, vous lâchez sa main.

Un professeur d'Alexander doit être sensible à la quantité d'informations qu'une personne peut absorber et au moment où celles-ci ont été intégrées. Lorsque vous lui proposez de lâcher prise, êtes-vous encore là ? Si elle ne sent pas votre présence, elle ne lâchera pas prise.

L'enseignement change notre façon d'être en dialogue avec nous-même. Quand je pose mes mains sur une personne, cela change notre relation avec nous-même.

Si ce travail est utilisé pour juger — si vous jugez quelqu'un à partir de ce que vous pensez de son usage — cela annule toute la valeur de ce travail. Il ne s'agit pas d'une observation de sa posture physique.

La posture est une phase du mouvement. Cependant, cette phase peut être étendue et maintenue consciemment ou inconsciemment en matière d'identité, l'identité étant ce qu'une personne croit avoir besoin d'être à un moment donné. Nous pouvons imaginer le train du changement qui passe et dont le sifflet nous signale qu'il est temps de monter à bord. Le train s'arrête à chaque station, mais seulement pour un moment. Si nous nous accrochons à une façon fixe d'être, de penser, de ressentir ou de percevoir, lorsque le train approche, nous pouvons refuser de monter à bord. Nous pouvons regarder le train passer, ou monter dans le train. Il continue de toute façon. Le présent qui est en cours avance sans nous. Rappelez-vous : un moment est un mouvement. Et le « présent » n'est qu'un moment auquel vous choisissez d'appartenir. À votre naissance, vous avez reçu un billet pour le voyage. Vous pouvez retenir la « définition » de qui vous souhaitez être et rester seul.e.s sur le quai ou bien monter à bord.

* * *

Celui ou celle qui pratique les arts martiaux s'entraîne en suspendant la définition continuellement afin de savoir immédiatement quand et comment bouger et pour quel bénéfice. Vous avez besoin d'avoir confiance et de croire dans le fait que vous saurez quoi faire et quand lâcher prise. Dans la formation, vous prenez le temps de suspendre la définition afin que, lorsque le moment précis de la transformation émerge, vous puissiez savoir immédiatement et exactement ce qu'il faut faire. Prenez plaisir à l'aspect de vous qui se présente sur le moment, plutôt que d'être attaché à la même histoire qui se répète encore et encore.

Quoi que vous fassiez en tant qu'enseignant.e, vous ne pouvez pas vous servir de ce travail pour pousser la personne à abandonner ce qu'elle connaît ou croit savoir.

* * *

Alors que vous vous formez à l'enseignement, vous commencez à clarifier ce que le travail signifie pour vous, et comment le transmettre à quelqu'un d'autre. C'est en le partageant, que vous apprenez à clarifier ce que le travail signifie réellement pour vous. Vous êtes simultanément enclin à le transmettre à quelqu'un d'autre, et à approfondir votre propre compréhension à partir de nouvelles perspectives. Si vous ne partagez pas votre don — musique, danse, etc. — il implose. Il est donc important de partager ce que vous êtes.

«Vous comprenez ce que cela signifie lorsque vous devenez ce que cela signifie.»
Neale Donald Walsh, *Le Dieu de demain : Notre plus grand défi spirituel*[22]

En fin de compte, tout le travail est à propos de vous, et de ce que vous souhaitez partager avec les autres. Vous pouvez courir partout à la recherche de choses — de l'amour, de l'estime, etc. Mais en réalité, la seule chose à faire c'est d'offrir qui vous êtes. Vous utilisez tout ce que vous apprenez dans une formation pour découvrir et partager qui vous êtes réellement. Votre sécurité réside dans la confiance que vous avez en vous. C'est vous qui serez là, avec vous-même jusqu'à ce que vous mouriez, alors soyez aussi proche que possible de qui vous êtes vraiment. Faites confiance en la personne que vous êtes devenue grâce à votre volonté de grandir et de transmettre ce que vous avez appris. Ayez confiance en vous. Pour moi, ce travail, cet enseignement, consiste à apprendre à faire confiance au processus d'un soi en constante évolution, et à apprécier la nature fluide de l'identité. Pourriez-vous vous endormir avec quelqu'un en qui vous n'avez pas confiance ? Je ne le pense pas.

* * *

Au début de ma vie, mon récit personnel était fortement façonné par le traumatisme de ma naissance, et je n'avais aucune idée de la façon dont cela m'avait affecté, jusqu'à ce que je prenne ma première leçon d'Alexander avec Frank Pierce Jones. Lors de ma naissance, le médecin en service était ivre. Les infirmières m'ont repoussé dans l'utérus de ma mère pour retarder ma naissance jusqu'à

---

[22]   Titre du livre en anglais: *Tomorrow's God: Our greatest Spiritual Challenge*

ce que le médecin soit suffisamment dégrisé pour être en mesure de me mettre au monde. Mon premier contact humain n'a pas été accueillant. Pas de mains aimantes pour accueillir doucement l'arrivée de ma tête dans ce monde. Mon premier contact humain, le premier touché que j'ai reçu à la naissance, m'a transmis rejet et trahison : « retourne d'où tu viens, on ne veut pas de toi. » Ce rejet de l'énergie féminine (yin) des infirmières a duré une longue heure et demie, le temps que le docteur se dégrise. L'intrusion suivante provenait d'une énergie masculine (yang), utilisant des forceps en état d'ébriété. Cet accouchement m'a laissé des cicatrices neurologiques. Ainsi, sur le plan énergétique, je suis entré dans le monde touché, non pas avec amour et attention, mais plutôt avec du rejet et de la trahison, et agressé par des mains ivres. Pendant les deux premiers jours de ma vie, personne ne savait si ma mère et moi allions vivre ou mourir. Et donc, à mon arrivée, j'étais un petit garçon brisé, et plus grand, un jeune homme en colère retenant inconsciemment le traumatisme de sa naissance: rejeté ou trahi par le féminin, et blessé par le masculin. Mais ce n'était pas vraiment moi, et certainement pas ce que j'aurais choisi de traverser dans la vie. D'une manière tangible, ce vécu à ma naissance a affecté les vingt-neuf premières années de ma vie jusqu'à ce que je rencontre Frank Pierce Jones. Lors de ma première leçon avec Frank, j'ai constaté qu'il était la première personne à poser les mains sur moi sans que je sente de menace. Cependant, jusqu'à ce qu'il me touche, je n'avais jamais su que je me sentais menacé. J'étais intrigué. Lorsque je suis sorti du bureau de Frank, situé à l'université de Tufts, après cette première leçon, je ne m'identifiais plus entièrement au moi qui s'était senti menacé. Puis, il m'a fallu des années pour découvrir et assimiler complètement cette nouvelle réalité qui était mienne. Vous enseignez qui vous êtes. Vous guidez la personne à reconnaître que l'usage qu'elle a d'elle-même dans le monde peut parfois ne pas lui donner ce qu'elle cherche vraiment. Ensuite vous la guidez vers une expérience intime et kinesthésique lui montrant que sa façon de se comporter dans le monde est au moins partiellement conditionnée par ses habitudes de penser, de voir et de sentir. Toute habitude est une habitude de l'identité du soi.

Le travail en Alexander consiste à ne pas se donner complètement à ce que vous définissez comme votre objectif, à savoir les choses que vous souhaitez accomplir. Il n'y a pas besoin d'aller chercher ailleurs, autre part, pour trouver ce qui compte vraiment. L'énigme est que vous pensez que vous devez être ailleurs que là où vous vous trouvez. La réponse est que vous devez savoir ce que vous savez déjà. Je ne vous donne rien qui n'est déjà en vous. C'est comme donner des directions : vous n'invitez pas votre cou à se libérer parce qu'il n'est pas libre, vous l'invitez à être libre parce qu'il l'est déjà par nature, même si la situation actuelle compromet cette liberté. Sans un minimum de liberté nous ne serions pas en vie.

* * *

Patrick MacDonald disait que F. M. Alexander était très doué pour relever chez l'élève ses mauvais usages (ce qui revient à une « pédagogie basée sur le déficit »). C'est ainsi que la technique Alexander a été enseignée pendant toutes ces années sans utiliser cette expression. C'était très critique et correctif. Mais c'était l'époque. « Je peux y arriver malgré eux » — était la pensée de F. M. Alexander. Il avait une grande capacité à relever un bon usage de soi; il savait exactement pourquoi il mettait ses mains où il les mettait. Mais visiblement, il n'avait aucune idée de la personne avec laquelle il travaillait. Cette information, au sujet de F. M., a été corroborée par Frank Jones, et sa femme Helen Jones, formée elle aussi auprès de F. M. et de son frère A. R.

La plupart des gens veulent être vus et entendus pour ce qu'ils sont vraiment, peu importe l'inefficacité de leur usage sur le moment.

Avec une approche basée sur les déficits, nous risquons de passer à côté de la personne en nous concentrant uniquement sur son usage. Nous devons voir la personne dans sa totalité. Regardez le visage de la personne, son expression. Si vous êtes capable de regarder votre étudiant.e, si vous voyez son schéma d'usage, vous le verrez se refléter dans son visage. Et vous verrez sa vulnérabilité. Et vous verrez une personne qui n'a pas besoin d'être enseignée, mais qui a besoin d'être reconnue et guidée pour être plus proche de qui elle est vraiment.

Pour vraiment voir, nous devons suspendre la définition. Nous sommes toutes et tous accroché.e.s au fait de définir. Et au fond, il n'y a rien de mal à cela. Ce que nous recherchons est souvent juste à côté de nous — mais nous sommes tellement attaché à définir, que nous ne sommes plus dans le présent. Nous sommes déjà en train d'anticiper le fait de ne pas être en mesure de trouver notre définition habituelle. Alors qu'en fait, un autre possible se présente à nous. C'est ce que nous enseignons — en ce qui me concerne, c'est ça la technique Alexander.

* * *

Qu'est-ce que j'enseigne ?

La pleine conscience et son application pratique à la vie.

Alexander a enseigné la technique Alexander. Il fut peut-être le dernier à le faire.

J'enseigne ma vision d'un monde meilleur. Je pense qu'Alexander avait la même notion en tête.

J'ai été grandement influencé par les leçons reçues de Frank Pierce Jones, notamment celles où il indiquait son point de vue sur l'enseignement des découvertes d'Alexander sans nécessairement suivre exactement ses traces. Dans son livre *Body Awareness in Action*[23], Jones écrit :

> Le but de l'enseignement, tel que je le conçois, est d'amener un élève au point de découverte de soi qu'a atteint F. M. lorsqu'il a été capable de traduire ce qu'il voyait dans les miroirs en termes kinesthésiques, et d'appliquer ses nouvelles connaissances à la solution de ses propres problèmes, devenant ainsi son propre expert dans l'usage de lui-même. Pour accomplir ce résultat, je ne crois pas qu'il soit nécessaire, ni souhaitable, ou d'ailleurs, ni même possible, de suivre les mêmes étapes que F. M. a suivi pour faire sa découverte ou que j'ai suivi lorsque j'ai commencé à étudier la technique. Mon but est d'offrir à mon élève, aussi rapidement et sûrement que possible, le bénéfice de mes connaissances actuelles et de ma compréhension, l'aidant ainsi à éviter les faux départs et les idées erronées qui ont ralenti ma propre progression.

[23]   *Body Awareness in Action L'attention corporelle en action*, Schocken Books, New York, 1979, p. 153. Ce livre a été réimprimé en 1997 sous le titre *Freedom to Change, Liberté de changer*.

Je remets en question le fait d'enseigner la technique Alexander comme quelque chose qu'il faut s'efforcer de suivre, en utilisant les « directions » pour se mesurer à une norme de comportement que nous ne sommes pas encore prêts à adopter. J'enseigne la pleine conscience et son application pratique à l'existence, comme un moyen de se rencontrer, en étant soi-même, et de décider, quelle que soit la situation, si le « soi » que vous avez coutume de vous attribuer est le « soi » que vous souhaitez être dans les circonstances présentes. Et j'utilise la perspicacité d'Alexander pour montrer comment engager sa conscience dans l'exploration du mystère de qui vous pourriez être en dehors de celui que vous pensez devoir être à un moment donné. Il s'agit du moment de l'inhibition — le « moment de tension maximale »[24] de l'archer Zen d'Eugen Herrigel, qui, lorsqu'il se tient devant la cible (reflet de lui-même), en pleine conscience de l'endroit où se trouve la cible par rapport à ce qu'il cherche à accomplir, tire sur l'arc et, juste au moment où il est le plus enclin à tenir, lâche prise.

* * *

Soyez moins un.e enseignant.e et plus un.e étudiant.e. Vous n'êtes enseignant.e, que proportionnellement à votre volonté d'apprendre.

Lorsqu'on enseigne, il est certainement utile d'être témoin de votre étudiant.e alors qu'elle ou il traverse ce qu'elle ou il expérimente.

---

[24]   *Zen in the Art of Archery*, Rutledge and Keegan Paul Ltd., Londres, 1953, p. 35. *Le Zen dans le tir à l'arc*.

16 Sur ce que l'enseignant.e enseigne à l'étudiant.e

Je crois que la définition actuelle de mon enseignement rend hommage à F. M. Alexander : je me concentre sur la série de découvertes qu'il a faites. Ces découvertes étaient basées, au départ, sur la résolution d'un problème que personne d'autre ne pouvait résoudre, à savoir son problème vocal. Il a développé avec succès une méthode qui lui a permis de résoudre son problème vocal persistant, et cela l'a amené à transformer son processus de guérison en un enseignement. Je suggère souvent que seul F. M. Alexander a enseigné la « technique Alexander ». Ainsi, lorsque j'enseigne, je me concentre sur sa série de découvertes qui ont abouti à la technique.

C'est ce que j'entends par hommage. L'enseignant.e présente essentiellement le concept « d'usage » à son élève, qui, s'il est bien compris, peut littéralement transformer sa vie. L'enseignant.e explique comment, en utilisant la perception du sens kinesthésique, l'élève peut être conscient non seulement de ce qu'elle ou il fait, mais aussi de la façon dont elle ou il s'utilise pour le faire. L'étudiant.e est guidé.e vers une méthode pour s'observer et percevoir ses propres schémas de comportement. Si une personne s'utilise d'une façon trop en dehors de la façon dont elle est conçue pour fonctionner, elle rencontrera des problèmes. L'enseignant.e guide l'élève dans cette recherche des schémas de fonctionnement.

Grâce au toucher, les élèves acquièrent un niveau général de tonus musculaire adéquat dans leur corps, ce qui leur donne un sentiment de légèreté et d'intégration. Certaines personnes ont tendance à rechercher cette sensation, voulant toujours la retrouver. Et les élèves s'habituent à ce que leurs professeurs leur donnent. Elles et ils ne pourront pourtant pas répéter cette même expérience. La première expérience est comme une porte qui s'ouvre : il ne s'agit pas de rechercher l'expérience déjà vécue, mais d'apprécier l'expérience en cours, dans son unicité. Le travail en Alexander peut vous soutenir pour rester de manière continue dans le moment présent : « Jusqu'où puis-je m'engager dans l'expérience que je suis en train de vivre ? » Lorsque je travaille avec une personne, je m'intéresse à son usage habituel seulement comme point de référence ou comme passerelle vers un support touchant un niveau plus profond. C'est cet espace situé en profondeur, combiné avec les « conditions présentes », que je cherche à toucher.

Lorsqu'une personne vient à une leçon, elle vient avec ce qui lui est familier et habituel, caractéristiques fortement orientées vers l'action et le faire. Lorsque nous sommes plus dans le mode de l'être, il s'agit davantage d'une relation avec quelque chose de plus large que ce que nous voulons accomplir, pas exclusivement lié à un désir individuel, mais relié à une disponibilité plus large et plus englobante. Dans l'espace de l'être se trouve le potentiel de la personne, et notre toucher est là pour le lui rappeler. Nous sommes toutes et tous habitué.e.s à ce qui est connu. Mais il y a plus en nous, que ce qui est connu.

Comment travailleriez-vous avec une personne pour qu'elle expérimente son potentiel, plutôt que son usage habituel ?

C'est notre raison d'être en tant qu'enseignant.e. En plus de le communiquer par le toucher, vous pouvez aussi lui expliquer verbalement comment cela peut lui être utile. En tant qu'enseignant.e, lorsque vous parlez et répondez aux questions, restez avec vous-même. Que vous touchiez l'élève ou non, c'est la même relation qui est en jeu. Vous restez avec vous-même, et vous recevez. Vous ne pouvez donner que ce qu'il vous est possible de recevoir.

17 Les histoires

Nous avons tous et toutes une histoire. Lorsque nous rencontrons quelqu'un pour la première fois, nous échangeons des histoires qui parlent de nous. Nous racontons celles qui ont contribué à façonner ce que nous sommes devenus. Ces histoires sont basées sur la qualité de nos expériences. La nature de nos expériences nous a affecté de telle manière que nous percevons qu'elles façonnent notre vie. Nous savons différentes histoires, habituellement reliées par un fil conducteur. Cependant, si je m'utilise de la manière dont j'ai vécu ces expériences, pour en raconter l'histoire, je ne prends pas en compte ce que j'ai appris. Si nous passons notre vie à faire cela, nous avons un modèle adaptatif d'usage de nous-mêmes qui ne nous permet pas d'assimiler l'apprentissage apporté par l'expérience.

J'ai d'abord commencé mon travail autour des histoires avec les actrices et les acteurs durant les douze années d'enseignement pour *Institute for Advanced Theater Training, American Repertory Theater*, à l'Université de Harvard. Au début de chaque semestre, je demandais aux actrices et aux acteurs de la classe de me parler un peu de ce qui leur avait fait choisir ces études. J'ai reçu toutes sortes de réponses, certaines brillantes, d'autres à l'eau de rose. J'ai pensé que ces histoires étaient toutes plus ou moins semblables. Les étudiant.e.s avaient un usage et une gestuelle qui ne leur appartenaient pas vraiment. Mais ce n'était pas à moi de leur dire cela directement.

Alors je leur ai proposé de raconter leur histoire. Après avoir travaillé avec elles et avec eux, je leur ai demandé de raconter leur histoire à nouveau : elles ont, alors, été exprimées d'une toute autre manière. Cela a changé toute leur façon d'apprendre dans mes cours comme dans leurs autres cours. C'était merveilleux de les voir grandir.

Après cela, j'ai essayé ce travail autour des histoires dans des stages, en commençant par l'Irlande.

Tout le monde a une histoire. Nous nous réveillons avec notre propre histoire, celle que nous avons vécue. Nous sortons du ventre maternel et nous tétons. Nous sommes le sein de notre mère à ce moment-là, parce que nous n'avons pas le sens de l'autre. La plus grande partie de notre développement vient du toucher. C'est primordial. Le toucher est incroyable. Nous sommes conçu.e.s pour tout toucher. Nous sommes conçu.e.s pour nous toucher les un.e.s les autres. Pas pour manipuler par le toucher, mais pour informer et être informé.

Il vient un temps où nous ne sommes plus le sein de notre mère. Nous entendons des sons, nous voyons des choses autour de nous. Mais nous ne sommes ni ce que nous voyons, ni ce que nous entendons. Qui sommes-nous alors ? Nous passons le reste de notre vie à nous livrer à ce petit exercice. « Qui suis-je si ce n'est l'autre ? » Et c'est là que notre histoire commence.

Notre vie est entièrement faite d'histoires. Certaines d'entre elles sont délibérément réprimées. Le corps le fait aussi, par exemple, lorsqu'il réprime la mémoire de la douleur de l'accouchement. Il y a des histoires qui surgissent alors que nous n'en sommes même pas conscient.e.s. Il y a d'autres histoires que nous continuons à raconter et elles forment le tissu de notre identité. Nous sentons qu'il est plus facile d'être la personne que nous pensons devoir être. Quand nous touchons quelqu'un dans le contexte d'une leçon d'Alexander, nous pouvons utiliser notre toucher pour inviter la personne à se rapprocher de ce qu'elle est réellement, plutôt que de s'identifier à ce qu'elle pense devoir être.

Il est important de reconnaître que les histoires que nous nous racontons viennent de nos relations à autrui. Nous pensons que c'est notre propre histoire, mais c'est notre histoire en relation à l'autre. Ce qui signifie que le changement arrive dans la relation et pas en dehors de la relation. Il nous est possible de réécrire notre histoire. Cependant il est difficile de réécrire notre histoire sans changer notre usage.

En regardant des photos de F. M. Alexander, se tenant tellement droit, j'ai du mal à imaginer qu'il n'était pas conscient, la plupart du temps, d'être photographié. Changer votre utilisation ne signifie pas que vous devez toujours avoir l'air d'un « alexandrifié ». Cela signifie que vous êtes fluide — fluide dans vos réponses, fluide dans votre identité. Vous êtes surtout fluides. Mais vous ne vous considérez pas comme fluides. Quand vous posez vos mains sur quelqu'un, vous pouvez sentir sa fluidité.

* * *

Quand vous travaillez avec une personne, pouvez-vous faire la distinction entre son récit personnel et son usage propre ? Est-ce que cette personne est engloutie si profondément dans son histoire personnelle qu'elle ne peut pas voir

69

d'autres possibilités ? En explorant son usage propre, vous pouvez toucher son histoire personnelle. Ce faisant, le travail reste intéressant parce que les gens se dévoilent moment après moment.

C'est l'attachement au récit de l'histoire personnelle qui étouffe la fluidité de l'identité. Et puis quelque chose arrive et déstabilise : alors une chose incroyable se produit et de nouveaux choix se présentent, une toute nouvelle vie s'ouvre. C'est l'attachement à l'histoire qu'il est important d'être capable de percevoir — notamment le moment particulier où cet attachement se met en place et la manière dont cela affecte l'usage.

* * *

Lorsque vous racontez votre histoire, vous pouvez soit reproduire les conditions qui ont créé la situation, soit vous servir de ce que vous en avez appris.

Quand une personne qui souffre vient nous voir, elle est à la recherche d'informations qui pourraient l'aider. Quand elle raconte son histoire, son usage pour nous la raconter, est généralement l'usage qui engendre la douleur. Ensuite, en tant qu'enseignant.e, nous travaillons avec elle. Nous invitons la personne à raconter son histoire à partir de ce qu'elle est devenue et de qui elle est maintenant, plutôt que du souvenir de qui elle était.

Prendre ses responsabilités, c'est se donner les moyens d'agir. À chaque instant, vous avez le choix. Il ne s'agit pas de rejeter le blâme sur les forces extérieures.

L'enseignant.e de la méthode Alexander apporte ce petit soutien qui permet à la personne de faire ce qu'elle veut vraiment faire.

Lorsque quelqu'un vous raconte une histoire importante, vous devez écouter complètement, mais sans vous perdre dans sa douleur. Vous êtes là pour apporter votre soutien, pas pour vous apitoyer. S'apitoyer sur le sort de la personne, c'est se perdre dans la mêlée. La compassion offre une autre alternative.

Disons que vous êtes en deuil. Si vous êtes enfermé dans un modèle d'usage, vous ressentirez le chagrin, mais vous n'en vivrez pas profondément l'expérience. Et vous allez continuer à l'expérimenter encore et encore. En vous ouvrant à un autre fonctionnement, vous pourrez traverser pleinement le deuil et ainsi sortir du cercle de douleur.

Quand vous posez vos mains sur quelqu'un, en un sens vous mettez vos mains sur son histoire. L'état des tissus reflète tout ce qui lui est arrivé. L'histoire personnelle n'est pas complète si elle n'est pas partagée. Une histoire ne peut être isolée, elle fait partie de l'univers. Vous pouvez savoir si l'histoire racontée par quelqu'un est sa vraie histoire. Si il y a un sentiment d'agitation, ce n'est pas encore son histoire profonde. Quand l'histoire racontée est l'histoire profonde, les tissus de la personne deviennent vraiment calmes.

* * *

Comme je l'ai mentionné, nous avons tous des histoires. Certaines de ces histoires ont contribué à façonner qui nous sommes devenus. J'aimerais partager une de mes histoires, une histoire formatrice.

J'ai grandi dans la partie sud des États-Unis où, en 1960, les écoles, les restaurants, les films, les fontaines à eau, etc. étaient encore ségréguées. En d'autres termes, la personne blanche et la personne noire ne pouvaient pas entrer en relation. Si vous étiez noir, vous n'étiez tout simplement pas autorisé à croire que vous pouviez manger à côté de quelqu'un au restaurant qui était caucasien, ni boire à la même fontaine d'eau, s'asseoir ensemble au cinéma, ou nager dans la même piscine, etc.

C'était un mode de vie qui avait existé pendant de nombreuses, très nombreuses années. Bien que certains aient toujours remis en question ce mode de vie, la majorité des gens avaient simplement grandi en vivant de cette façon. Si vous étiez blanc, vous ne remettiez pas ouvertement cela en question. Si vous étiez noir, le questionner n'était pas envisageable. Cependant, dans les années 60, d'après Bob Dylan, *the times they were a changin'* [25]. Et Martin Luther King était sur le point d'entrer en scène.

J'avais dix-huit ans. Et j'ai eu une expérience assez similaire, je crois, à une leçon d'Alexander, car pendant que les événements se déroulaient, mon expérience d'être moi s'est élevée au-delà de ma zone de confort pour me faire vivre un moment qui a annulé toutes mes habitudes de pensée, de sentiments et de perceptions. Et cela m'a amené à une conscience de qui j'étais réellement, ou plus exactement encore, de la personne que je pourrais être et que je ne pouvais tout simplement plus nier. On pourrait dire dans notre langage que mon cou se libérait du joug des préjugés

---

[25]   Note des traductrices : Il s'agit du titre d'une chanson de Bob Dylan : *Les temps sont en train de changer*.

culturels dans lesquels j'étais né, et qui n'avaient vraiment rien à voir avec qui j'étais.

L'incident s'est produit dans le drive-in d'une boutique de hamburger locale, une nuit où une dizaine de voitures pleines d'élèves de mon lycée étaient rassemblés. À cette époque, on s'asseyait par deux ou en plus grand nombre dans sa voiture garée, autant qu'une voiture pouvait en contenir, ou bien on restait debout à l'extérieur de sa voiture en parlant à ses camarades de classe. On buvait du Pepsi, du Dr Pepper ou du Coca-Cola, et on mangeait des hamburgers, des frites et des hot-dogs.

En fait, nous passions un bon moment. Nous étions des adolescent.e.s, nous étions turbulent.e.s et nous faisions beaucoup de bruit. Donc le parking du stand de hamburgers était rempli de nous toutes et tous qui passions un bon moment en conversant. Nous vivions nos vies remplies d'attentes. Nous étions à l'aise avec les définitions de nous-même, telles qu'elles étaient, clairement établies par la société. Et puis, *the times they were a changin'*.

C'est alors que deux voitures pleines de femmes et d'enfants noirs sont arrivées sur le parking. Elles ont garé leurs voitures, en sont sorties, et ont lentement marché vers la fenêtre de service du stand de hamburgers avec l'intention d'être servies comme le reste d'entre nous. Dès que les femmes et les enfants sont sortis de leurs voitures, tout le parking est devenu silencieux et très calme. Plus personne ne faisait de bruit, plus personne ne parlait. Nous étions toutes et tous occupé.e.s à observer ce qui se passait, ce qui, d'après notre éducation culturelle, n'était pas censé arriver.

Toutes ces femmes et enfants noirs se tenaient devant la fenêtre de service. Elles demandaient à être servies. Le gérant du stand de hamburgers, croisant ses mains d'avant en arrière, a signalé : « Je ne peux pas vous servir. » Elles ont dû redemander. Car il a effectué une fois de plus le même geste, croisant ses mains, et avec un certain degré de frustration, il a marmonné, « Je ne peux pas vous servir ». Il y a eu une pause, une très longue pause avant que les femmes, complètement humiliées, se tournent pour se regarder les unes les autres, puis commencent à s'éloigner lentement, une par une. Le parking est toujours complètement silencieux, il n'y a aucun bruit. Uniquement de l'observation. Une expérience individuelle et collective.

Puis, l'une des femmes, celle qui a tenté de passer la commande, en se retournant, a trébuché et est tombée sur le sol. Le silence s'est brisé, et le parking, rempli d'adolescent.e.s, s'est couvert d'éclats de rire. Les femmes et les enfants se sont figés ; personne ne bougeait.

Sauf moi. J'ai bougé, sans vraiment savoir pourquoi — sauf que moi aussi je connaissais l'humiliation, moi aussi je savais ce que cela faisait d'être moqué et ridiculisé. Qui, parmi nous, adolescent.e.s réuni.e.s à ce moment-là autour de nos voitures et riant, qui parmi nous n'avait pas connu l'humiliation ?

En un instant, je me suis retrouvé à côté de la femme qui était tombée. Elle ne voulait pas lever les yeux vers moi alors même que je lui tendais la main. Une fois que j'ai tendu la main, tout le parking est redevenu calme, immédiatement. Tout était à nouveau silencieux, immobile et silencieux.

Elle ne m'a ni regardé ni pris la main. Je lui ai dit : « Prenez ma main. » Je lui ai souri. Ne me regardant toujours pas, elle a pris ma main. Je l'ai soulevée, et debout face à face on s'est regardé dans les yeux brièvement, et pour toujours, chacun.e dans l'incertitude de la façon de répondre à notre rencontre inattendue, et puis, les femmes noires, les enfants et moi avons marché ensemble vers leurs voitures garées. Tout le monde est remonté dans sa voiture respective. J'ai ouvert la porte pour la femme avec qui je marchais. Aucun de nous n'avait de mots pour exprimer ce que nous vivions. Avant de l'aider à monter dans la voiture, nous nous sommes regardés, tous les deux avec une compréhension de ce qui s'était passé et de ce qui se passait, déçus par la vie telle que nous venions de la vivre. Je crois qu'elle m'a remercié. Je crois que j'ai fait un signe de tête affirmatif, mais je n'avais pas de mots. J'étais submergé par la nature inhérente à cette expérience dévorante et inattendue. J'ai fermé la porte de sa voiture. Elles sont parties, les deux voitures pleines de femmes avec leurs enfants. Elles se sont simplement éloignées. Je les ai regardées partir. Et elles sont parties aussi vite qu'elles étaient entrées dans le parking.

Et je me suis rendu compte que j'étais seul, partagé entre les voitures qui s'en allaient et les voitures garées, remplies de mes camarades de classe. Je me tenais seul leur tournant le dos. À ce moment-là j'ai réalisé, alors que j'étais seul à regarder les femmes et les enfants s'éloigner, que je ne pourrai jamais revenir à ce qui était derrière moi. Cette prise de conscience était couplée à un sentiment très profond que je venais de quitter ce qui avait été une croyance, croyance que j'avais rarement remise en question et que je n'avais jamais confrontée comme je venais de le faire. Je venais de quitter mon passé. Je ne pouvais pas vraiment me retourner et voir les choses de la même façon que je les voyais à présent. N'importe lequel d'entre nous aurait pu tendre la main à cette femme allongée sur le trottoir. C'est simplement ce que l'on fait. Une personne est humiliée, elle s'écroule et s'étale, encore plus humiliée par sa chute sur le trottoir, et vous tendez simplement la main pour l'aider à se relever. C'est aussi simple que cela. Alors pourquoi seulement une personne a effectué cette action, pourquoi n'avons-nous pas été plus nombreux à l'aider à retrouver sa dignité d'être humain? Ce qui s'est passé n'aurait pas dû arriver. Et pourtant, c'est arrivé.

Alors que je me tenais seul en regardant tous mes camarades de classe, j'étais consumé par une nouvelle conscience, celle de l'appartenance et de la non appartenance. Appartenant à quelque chose de différent de ce que je me pensais être, j'étais indéfini mais pas sans identité. À ce moment-là, en regardant mes camarades de classe qui restaient silencieux jusqu'à ce que je monte dans la voiture de mon père pour rentrer à la maison, je suis arrivé à une compréhension très profonde que je ne pourrai jamais être quelqu'un d'autre que moi-même, et cela, n'avait pas encore été découvert.

C'est mon expérience, et ma réponse à cette expérience. Elle est devenue l'une des nombreuses histoires qui ont contribué à façonner qui je suis devenu, bien avant d'avoir été exposé à l'enseignement de F. M. Alexander. Cependant, les étapes de la prise de conscience et de l'apprentissage nées de cette expérience ressemblent à une leçon d'Alexander, telle que je les ai reçues et les ai données.

Tout d'abord, j'ai fait l'expérience d'être moi en dehors de la façon dont j'étais habitué à être moi. Deuxièmement, l'expérience m'a donné une nouvelle conscience de mon potentiel. Troisièmement, l'expérience m'a permis d'avoir une nouvelle vision de qui je pourrais être, plutôt que de qui je sentais que je devais être pour être moi. Quatrièmement, l'expérience m'a donné une compréhension plus profonde de moi-même. Ce sont les quatre étapes de l'apprentissage à travers lesquelles on peut être guidé, quelle que soit la leçon. Et en fait, lors d'une bonne journée, elles se déroulent toutes ensemble, « chacune séparément et toutes à la fois ».

Après le départ des femmes et des enfants, je suis monté dans la voiture avec mon meilleur ami de l'époque. Et il a dit, « Quelle mouche t'a piqué pour que tu fasses ça ? » Je l'ai regardé pendant un long moment, puis j'ai répondu, « Comment peux-tu ne pas faire ça ? » Il n'a rien dit et j'ai démarré. Et sur la base de cette expérience, de cette leçon qui a rassemblé tous mes doutes sur la façon dont j'avais grandi et sur la façon dont je pourrais évoluer, quelques mois plus tard, j'ai quitté mon état natal et je suis allé en Californie. Je me suis alors lancé dans une carrière théâtrale, qui était aussi éloignée de mes attentes que tout ce que je n'aurais jamais pu envisager. Mais ça c'est une autre histoire.

18 L'utilisation des mains

Si vous n'écoutez que le corps quand vous utilisez vos mains, vous n'atteindrez pas vraiment la personne. Mais si vous écoutez la réponse à ce que vous proposez, vous atteindrez davantage la profondeur de la personne avec qui vous travaillez.

Si vous utilisez votre conscience lorsque vous touchez quelque chose, vous vous entraînez à utiliser vos mains toute la journée. Pour pratiquer les aptitudes sensorielles de la main, il est nécessaire de prendre en compte que la main appartient au bras, le bras appartient au torse, et, réunis ensemble, ils appartiennent à votre esprit.

* * *

Lorsque vous placez les mains sur un.e étudiant.e, vous placez vos mains momentanément sur son habitude. La personne est habituée à se sur-solliciter plus qu'il n'est nécessaire, pour se tenir debout. Et vous ne vous attardez sur cette sensation initiale que brièvement. Plongez plutôt à l'intérieur de son habitude pour écouter ce qu'il y a en dessous, et vous allez découvrir un mouvement qui appartient à la façon dont la personne a été conçue pour fonctionner. Si vous deviez utiliser l'analogie de la vague et de l'océan, vous remarquerez que la vague se distingue de l'océan en s'élevant clairement au-dessus de la surface. Cependant, l'eau de la vague retombe toujours dans l'océan avant de ressortir dans la vague suivante. Ce n'est pas autant le cas de l'habitude, où le besoin individuel de se distinguer de l'ensemble et de s'accrocher à cette identité tend à ne pas revenir à l'océan, à l'intégralité, aussi facilement que les vagues de l'océan, dépourvues, elles, de toute identité.

Lorsque vous entrez en contact avec une personne, vous touchez un moment précis. Vous l'aidez à identifier ce qu'elle ne souhaite plus renforcer, et à ressentir d'autres possibles.

* * *

Tout le monde ne ressentira pas les changements. Il peut y avoir une raison légitime pour cela — et ce n'est jamais la faute de l'élève. Vous devez simplement trouver un autre moyen de l'atteindre.

* * *

En fin de compte, nous voulons travailler au plus près de l'intention. Le plus près possible du non-faire[26]. Travailler à partir de votre intention est un chemin vers le choix du non-faire. Si moi, en tant que professeur, je vous laisse vraiment vous dévoiler, sous tous vos possibles, vous faites l'essentiel du travail — ce qui est au cœur de cette proposition.

---

[26]   Note des traductrices : *le non-faire* (en anglais: « non-doing ») est un principe de la technique Alexander et un terme employé par F. M. Alexander pour décrire une situation où la personne permet le mouvement plutôt que de l'exécuter volontairement ce qui donne plus de place à la musculature profonde pour se mettre en action en soulageant la musculature de réaction. Cette notion proposée ici sur le plan physique, peut être utilisée pour tout ce qui nous constitue (pensée, émotions, psychisme...)

* * *

Vous pouvez travailler avec la spécificité de la relation de la tête et du cou avec l'ensemble, et cela affectera l'ensemble de l'organisme. Lorsque vous travaillez de cette manière plus globale, cela implique la reconnaissance profonde de ce qui est — sans jugement, sans désir de changer, juste la reconnaissance.

Travailler avec des mains qui ne sont pas dans le faire implique une confiance complète dans la manière dont nous sommes conçus. Notre conception est telle que cela nous garde activement en relation. Si notre objectif est de communiquer à l'autre personne son intégrité profonde et constante, plutôt qu'un faisceau d'habitudes, nous renouvelons notre propre engagement envers notre intégrité. Croyez-y, faites-vous confiance et cela est suffisant.

* * *

Ce que je touche avec mes mains, c'est du mouvement. Je pense à la présence de mouvements (liberté) et à l'absence de mouvements (restriction).

19 Le toucher

Dans notre culture, quand une personne touche une autre personne, c'est généralement pour effectuer une demande d'une manière ou d'une autre. Le toucher est conditionnel. Cette manière de toucher représente les tentatives d'une personne pour en amener une autre à accepter sa réalité, à accepter sa vision du monde. Il y a un certain degré de manipulation, même infime.

Le toucher que nous recherchons en Alexander est un toucher inconditionnel. Nous ne demandons rien. Au contraire, nous voulons toucher quelqu'un tout en se laissant toucher. Jusqu'où la beauté inhérente de la personne peut vous toucher ?

Lorsque vous touchez quelqu'un à partir du non-faire (c'est-à-dire d'une *manière non manipulatrice*[27]), ce sont deux intelligences qui conversent. Si, dans votre propre usage, vous intégrez l'ensemble de ce qui vous constitue, c'est cela que vous communiquerez. Lorsque je touche un.e étudiant.e, j'écoute le mouvement qui se cache sous le modèle d'un comportement, à savoir l'océan sous la vague. C'est le mouvement le plus intégré.

Écouter et recevoir sont des qualités d'être que vous voulez incorporer à votre travail. Une partie de la qualité du toucher est la connaissance — par exemple, connaître profondément la relation tête-cou, ou savoir tous les

---

[27]   Note des traductrices : l'auteur insiste ici sur un toucher qui a comme intention d'échanger, de partager.

possibles qui s'ouvrent lorsque les personnes s'éloignent de ce qu'elles ont l'habitude de faire.

* * *

Comme nous l'avons vu, nous avons toutes et tous nos propres histoires, des histoires qui se combinent entre elles pour former ce récit personnel qui fait de nous qui nous sommes. L'histoire qui suit est une partie de mon récit personnel, qui m'aide à comprendre le pouvoir du toucher.

Il y a quelques années, lors d'un stage au Japon, j'ai vécu une expérience remarquable. J'avais enseigné à Tokyo et à Osaka pendant deux semaines. Le jour suivant, je devais retourner à Boston. Il y avait quinze participants lors de cet atelier, dont aucun.e n'avait déjà suivi une leçon d'Alexander, ni ne parlait anglais. J'ai décidé de donner à chaque personne un bref aperçu du travail à travers une démonstration incluant le toucher. Je suis arrivé à la troisième personne, une jeune femme d'environ vingt et un ans. Elle était assise dans la position typique du zazen au sol, les jambes et les mains repliées, le dos voûté, la colonne vertébrale légèrement affaissée. Je lui ai demandé la permission de placer mes mains sur sa tête et son cou. Je me suis placé derrière elle, tandis qu'elle restait assise. Mon traducteur a transmis mes instructions en japonais. Sa réponse a été immédiate. Sa colonne vertébrale s'est d'abord allongée, un calme s'est répandu à travers son corps, puis elle s'est retournée pour me regarder, comme si elle s'éveillait à une nouvelle expérience d'elle-même.

Je l'ai interrogée sur son expérience. Quelques instants seulement s'étaient écoulés depuis que j'avais posé mes mains sur elle.

« Je ressens que je ne devrais pas être frappée », a-t-elle répondu.

« Que voulez-vous dire ? ", j'ai demandé, sans vraiment comprendre sa réponse.

« Avant que vous ne me touchiez, j'ai toujours senti que je devais être frappée », a-t-elle dit.

Je me suis reculé pour lui offrir plus d'espace, et je lui ai posé à peu près la même question que celle que je ressentais que tout le monde, dans le studio, se posait à ce moment-là, « Que voulez-vous dire ? »

« Mes parents me battent. »

« Vous voulez dire quand vous étiez petite ? » —

« Non, maintenant », a-t-elle répondu.

Très concerné, j'ai dit : « Êtes-vous consciente que vous ne devez pas être battue, que personne n'a le droit de vous faire du mal ou de nuire à votre intégrité ? »

« Je le sais maintenant », a-t-elle répondu, « mais, jusqu'à ce que vous me touchiez, je ne le savais pas. »

Nous nous connaissions depuis quelques minutes. Nous nous sommes souri l'un à l'autre. « Pouvez-vous me faire une promesse ? », lui ai-je demandé.

« Oui », m'a-t-elle répondu.

« Quand vous vous sentirez suffisamment en sécurité alors que vous êtes avec vos parents, je veux que vous vous teniez devant eux et que vous leur disiez, en parlant calmement et simplement : Je ne dois pas être battue. Personne n'a le droit de me faire du mal ou de me blesser. Et vous n'avez jamais eu le droit de me faire du mal ou de me blesser. Et si vous me faites encore du mal, je partirais et vous ne me reverrez plus jamais. " Puis demandez-leur : " Me ferez-vous encore du mal ? " ».

Elle était silencieuse, calme. Elle a simplement souri et m'a regardé.

« Pouvez-vous dire cela ? », lui ai-je demandé.

Puis, sans un moment d'hésitation, « Je peux maintenant… depuis que vous m'avez touché. »

Le toucher… Un toucher inconditionnel, qui communique à une certaine profondeur de l'être, libère l'individu de tout faux sentiment de croyance sur soi. Elle n'était plus la personne qui avait été conditionnée à croire qu'elle était une personne qui méritait d'être frappée.

Le lendemain, j'ai pris l'avion pour rentrer chez moi. Et l'année suivante, je suis retourné au Japon pour enseigner. Et bien sûr, je me suis demandé si je reverrais cette jeune femme. Elle s'est présentée pour un cours particulier avec son traducteur, une mallette et deux grands panneaux en main. Elle souriait. S'adressant à moi par l'intermédiaire de son traducteur, elle a dit avec autorité :

« Asseyez-vous. »

Son sourire s'est agrandi tandis que j'obéissais consciencieusement en m'asseyant.

Puis elle m'a présenté le premier tableau, où elle a transcrit en caractères japonais méticuleux quatre générations de familles japonaises avec les dates de mariage, les parents, les grands-parents, les arrières grands-parents, les enfants, et les petits-enfants avec leurs dates de mariage, de naissance et de décès. Elle a ensuite expliqué la violence dans les quatre générations.

« C'était ma famille. »

Puis elle a attiré mon attention sur le bas du tableau d'affichage et m'a montré l'endroit où elle avait mis son nom. « Je n'appartiens plus à cette famille. Je vis ici », a-t-elle dit, désignant son nom inscrit en dehors de l'arbre généalogique. « J'ai tenu ma promesse. »

Elle a expliqué qu'elle s'était tenue devant ses parents et répété mot pour mot ce que je lui avais suggéré de leur dire : « Je ne dois pas être battue. Personne n'a le droit de me faire du mal ou de me blesser. Et vous n'avez jamais eu le droit de me faire du mal ou de me blesser. Et si vous me faites encore du mal, je partirais et vous ne me reverrez plus jamais. Me ferez-vous encore du mal ? C'est ainsi que je leur ai parlé. Et ils ont répondu qu'ils ne changeraient pas de comportement. »

Elle a donc trouvé un travail, quitté la maison, et trouvé un appartement.

Elle m'a présenté le deuxième tableau. Sur ce tableau d'affichage, il y avait peut-être trente petits nuages dessinés. A l'intérieur de chaque nuage se trouvait un texte, dont le premier disait : « Je ne dois pas être battue. Personne n'a le droit de me faire du mal ou de me blesser. »

Sur ce premier nuage, elle avait écrit ce que je lui avais dit être son droit de naissance. Et sur chacun des nuages, elle avait inscrit une réalisation, au fur et à mesure que celle-ci se matérialisait. Puis elle passait au nuage suivant, et ainsi de suite. Elle méditait à chaque affirmation, jusqu'à ce qu'elle soit sûre de l'intégrer, afin de ne plus être celle qu'elle avait été conditionnée à croire qu'elle était.

«Désormais, je ne vois mes parents que lors de fêtes, par respect, et seulement dans un restaurant bondé. Je suis une femme libre et autonome maintenant.» Un sourire exceptionnellement sincère est apparu sur son visage, alors qu'elle me disait: «Et c'est de votre faute!»

Puis elle a posé le deuxième tableau au sol et s'est exclamée:

«Je voudrais une leçon maintenant!»

Et j'ai pensé: «Oui, je vous donnerai volontiers une leçon après celle que je viens de recevoir.»

Le toucher!

En dessous et à l'intérieur de l'être de chacun se trouve un espace sacré de sécurité, d'amour et d'estime de soi, l'espace de qui nous sommes réellement. Cette identité que nous avons toujours été, et non pas celle que nous pensions devoir être pour être nous-même.

20 Le travail en activité

Finalement, vous travaillez avec l'engagement de la personne dans son activité, avec son expérience d'être ce qu'elle est lorsqu'elle est impliquée dans cette activité. Tout en faisant cela, vous devez aussi avoir conscience de votre être en relation à ce que vous faites. C'est l'archer zen — en équilibre entre l'être et le faire.

Vous ne voulez jamais éloigner la personne de son implication dans l'activité. C'est comme entrer dans un ruisseau et suivre le courant, plutôt que de rester immobile et de laisser le courant couler autour de soi.

En plaçant les mains sur une personne engagée dans une activité, vous invitez un mouvement en profondeur, ce qui permet d'effectuer un choix : faire selon son habitude, ou faire quelque chose de différent. Par exemple, vous pouvez poser vos mains sur son engagement envers qui elle pense qu'elle doit être pour chanter la chanson. Vous ne travaillez pas seulement avec le corps, ou avec l'usage, mais avec le *soi*.

* * *

Lorsque vous travaillez avec quelqu'un en activité, vous voulez aider la personne à être plus incarnée pendant qu'elle fait ce qu'elle fait. Si vous proposez de mettre l'accent sur l'habitude, puis d'inhiber cette habitude, cela aura tendance à stopper la personne. Tout soupçon de critique ne sera d'aucune aide. Quand je regarde et écoute quelqu'un chanter, je ne pense pas à la technique.

J'apprécie simplement à quel point la personne est accomplie lorsqu'elle chante. L'approche traditionnelle de la technique Alexander consiste à aider la personne à inhiber son usage habituel. Je préfère apprécier la personne dans son activité, et c'est ce qui m'invite à me joindre à elle. Vous ne pouvez pas vraiment séparer la personne de son usage, mais vous pouvez mettre l'accent sur l'usage au détriment de la personne. Il est essentiel de ne pas vous juger, ni de juger la personne — cela brouille les choses. Rencontrez-vous sans jugement.

* * *

Je ne peux pas me permettre, de ma propre autorité, de vous amener à vous défaire d'un usage. J'ai le droit de vous guider vers qui vous êtes et de vous le révéler, sans vous forcer au changement. Une fois que vous savez qui vous êtes et où vous voulez aller, vous aurez la liberté de changer selon vos possibilités, si vous le souhaitez.

21 Le contrôle primaire

F. M. Alexander a écrit à Frank Pierce Jones qu'il n'existe pas vraiment de contrôle primaire : « Il n'y a pas vraiment de contrôle primaire en tant que tel. Cela devient une chose dans la sphère du relatif. » Frank avait écrit à Alexander pour clarifier comment ce dernier expliquait le contrôle primaire, lors de discussions sur la technique. Les recherches de Frank se sont concentrées sur les réflexes cervicaux et occipitaux qui affectent le schéma intégral du mouvement neuromusculaire dans l'ensemble de l'organisme. Cependant, Frank était tout à fait conscient, à l'époque de ses recherches, qu'il y avait de nombreux autres mécanismes de contrôle impliqués dans le processus décrit par Alexander comme contrôle primaire. Personnellement, je préfère la vision de Frank du contrôle primaire comme étant les réflexes de la tête et du cou qui facilitent l'action volontaire, par opposition à l'action volontaire qui entraverait ces réflexes.

* * *

La clé maîtresse (le contrôle primaire) est une dynamique relationnelle. Pour moi, le contrôle primaire c'est avoir conscience de la dynamique relationnelle. Y a-t-il vraiment, de fait, un contrôle primaire ? Je ne sais pas pourquoi Alexander a utilisé cette expression. Ce que je sais c'est qu'il ne l'a jamais utilisée avant que Rudolf Magnus mène ses expériences sur les réflexes toniques tête-cou chez les animaux et les humains. En se basant sur ses résultats expérimentaux, Magnus a conclu que les réflexes tête-cou sont la conséquence d'un changement de la position de la tête par rapport au tronc, et ont un rapport substantiel avec les réflexes de redressement qui sont, eux, situés dans le tronc cérébral. Alexander semble avoir adopté les expériences de Magnus comme une preuve concluante des mécanismes de contrôle organisant la dynamique relationnelle entre la tête et le reste de l'organisme, il a décidé de nommer cette relation «contrôle primaire».

De nombreux enseignant.e.s pensent qu'il n'y a pas de contrôle primaire en tant que tel, mais qu'il y a une relation spécifique entre la tête et le cou permettant un fonctionnement sain et non restrictif de la colonne vertébrale qui affecte l'organisme dans son ensemble, et que tout cela a en effet des conséquences sur chaque mouvement réalisé en réponse à la force gravitationnelle. Je sais qu'il y a un mouvement qui est primaire dans la mesure où la tête a besoin que les muscles du cou (qui s'étendent vraiment à la tête et au dos) soient libres, pour être en mesure de bouger au niveau de l'articulation atlanto-occipitale. Dans un article scientifique, Bland et Boushey[28] décrivent le rachis cervical comme étant «le système articulaire le plus compliqué du corps [...] et normalement le cou se déplace plus de 600 fois par heure, que l'individu soit éveillé ou endormi» — soit une moyenne d'une fois toutes les 6 secondes! «Aucune autre partie de notre système musculo-squelettique n'est en mouvement de façon aussi constante.»

---

[28]   *The Cervical Spine, from anatomy and Physiology to Clinical Care*, Bland et Boushey (1992), l'un des 115 articles présentés à la conférence de 1989 de l'Union internationale des sciences physiologiques à Fontainebleau, France et publié sous forme de livre : *The Head-Neck Sensory Motor System* (Berthoz et al, 1992)

Mon ami de longue date, David Gorman[29], l'a très bien exprimé dans une lettre qu'il m'a récemment adressée :

> Je pense que cela vaut la peine de noter que ce n'est pas le soi-disant «cou», comme dans «libérez votre cou», dont il est question ici. La raison pour laquelle le cou est ce qu'il est, et qui lui donne une si grande flexibilité de mouvements, c'est grâce à votre tête. Vous ne pouvez pas bouger votre cou tout seul. Essayez de garder votre tête et vos épaules immobiles, et tenter, comme vous pouvez, de bouger votre cou. Vous ne pouvez pas le faire. C'est parce que votre cou n'est pas vraiment une chose en soi, il s'agit plutôt de la jonction entre votre tête et le reste de votre corps. Votre cou est le membre de votre tête — c'est ce qui permet à votre tête de bouger.
>
> Et pourquoi est-il si essentiel que votre tête ait cette énorme étendue et liberté de mouvement offerte par votre cou ?
>
> Votre tête n'est pas seulement cette chose ronde et osseuse avec des cheveux sur le dessus. C'est l'endroit où la plupart de vos sens externes sont situés, en particulier ceux qui détectent ce qui se passe à distance, comme la vue, l'ouïe et l'odorat (par opposition au toucher qui nécessite un contact direct). En outre, ces sens ne sont pas de simples

---

[29]   David Gorman est un enseignant et un formateur de la technique Alexander, ainsi que le fondateur de la pratique *LearningMethods*. Il est également l'auteur et l'illustrateur de plusieurs livres, comme *The Body Moveable*, livre d'anatomie de 650 pages, *Looking At Ourselves*, un livre sur la technique Alexander, ainsi que de nombreux articles et essais.

récepteurs passifs, qui captent ce qui vient à eux, comme une caméra ou un microphone. Au contraire, vous, la personne, êtes constamment et activement à la recherche d'informations — vous vous tournez pour regarder, ou pour suivre une odeur agréable avec votre nez, vous hochez la tête pour localiser un son, ou suivre le mouvement de quelqu'un, puis lui sourire et utiliser votre voix pour lui répondre. Lorsque vous portez votre attention sur le monde, votre tête est constamment en mouvement, recueillant des informations sur ce qui se passe afin que vous puissiez répondre. Et pendant que vous répondez, votre tête bouge pour diriger et guider l'activité recherchée.

En d'autres termes, c'est le travail du cou de fournir l'énorme amplitude de mouvement nécessaire pour suivre votre tête — c'est-à-dire votre attention et votre intention — afin que vous n'ayez pas à tourner tout votre corps chaque fois que vous vous tournez pour regarder quelque chose. Les muscles du cou permettent non seulement les mouvements de votre tête, mais soutiennent aussi celle-ci simultanément pendant qu'elle se déplace. De manière tout aussi importante, les muscles et les articulations de votre cou sont emplis de mécanismes sensoriels qui signalent constamment à votre système où et comment votre tête bouge pour que tout le reste de votre corps sache dans quoi il s'embarque et ainsi s'organiser pour suivre votre attention et votre intention en activité de manière coordonnée, soutenue et équilibrée.

Par conséquent, le dicton selon lequel votre « tête » mène et votre « corps » suit n'est pas vraiment exact ;

c'est votre attention et votre intention qui mènent et le reste de vous est ensuite coordonné en lien à votre activité et au monde.[30]

* * *

Lorsque nous travaillons, nous ne travaillons pas tant avec le contrôle primaire, mais plutôt sur ce qui interfère avec les prédispositions du corps à l'homéostasie.

* * *

Le cou est la clé, et la serrure est le soi. Vous devez tourner la clé dans le bon sens pour l'ouvrir.

---

[30] Communication privée avec David Gorman le 27 juillet 2019. Imprimé avec la permission de l'auteur.

22 À propos des directions

Les directions primaires sont : cou libre, tête en avant et vers le haut, dos qui s'allonge et s'élargit. Ces directions sont primaires, car elles affectent l'ensemble de l'organisme.

* * *

Est-ce que le fait de donner ou d'affirmer une direction initie réellement le mouvement inhérent à cette direction ? Non. Il est vrai, par contre, que donner une direction revient à poser une intention, et le système nerveux coordonne en effet l'organisme autour des intentions de la personne. Cependant, du point de vue du cerveau, donner la direction « vers l'avant et vers le haut » n'entraîne pas de fait la tête en avant et vers le haut. C'est plutôt qu'au moment où vous vous donnez une direction, vous ne faites plus ce que vous faisiez une nanoseconde auparavant. Et ainsi en l'absence de ce que vous demandiez à votre système nerveux de faire, le système nerveux se penche vers une réponse homéostatique pour réaliser ce que vous faites. Pendant un bref moment, vous n'êtes plus totalement dans votre habitude.

* * *

Les directions sont comme des pilules de vitamines. On peut les prendre par précaution.

* * *

Il est de loin préférable de se rencontrer soi-même, être soi-même au moment présent, plutôt que d'essayer de vivre constamment sous la tutelle des directions.

Le Bouddha l'a fait à travers l'inhibition, bien qu'il ne l'ait pas nommé ainsi. La *Bhagavad Gita* est un formidable livre traitant d'un processus d'inhibition.

* * *

J'ai toujours été intrigué par les différences apparentes entre le prêche d'Hillel (l'un des plus importants leaders religieux juifs), et celui de Jésus de Nazareth (le personnage central du christianisme). Hillel suggérait de ne pas faire à autrui ce que nous ne voudrions pas qu'on nous fasse. Jésus suggérait, quant à lui, que nous fassions aux autres ce que nous voudrions que l'on nous fasse. Les deux prêches reviennent à la même chose. Cependant, avec Hillel, il nous est demandé d'inhiber la première chose afin de pouvoir choisir la seconde. Et avec Jésus, il nous est demandé de choisir la première chose et ainsi d'inhiber la seconde. Deux versions de l'inhibition.

Il est intéressant de noter que dans les deux formulations, le concept d'inhibition se situe dans le processus de la pensée, à l'exclusion du corps. F. M. Alexander est allé un peu plus loin, et a inclus le corps dans le soi. Et si nous allions encore un peu plus loin, en incluant également le concept de suspension de la définition ? Et si, pendant au moins un bref moment, nous suspendions la définition sur le comment nos actions affectent quelqu'un d'autre, et que nous suspendions également la définition sur comment nous voudrions que les actions des autres nous affectent ? Cela pourrait donner du temps et de l'espace à l'autre pour qu'il se révèle, et que nous puissions le voir; et simultanément se montrer soi-même, et être témoin de soi-même. Le choix qui en résulte vient d'une conscience auto-générée qui a, de ce fait, la possibilité de s'expandre.

* * *

Si les directions fonctionnent pour vous, utilisez-les. Si elles fonctionnent dans des circonstances spécifiques, utilisez-les, sur le moment. Je crois qu'Alexander avait comme intention que les directions soient utilisées en même temps que l'inhibition, et non pas séparément. Quand Alexander a réalisé, pour la première fois, qu'il ne pouvait pas s'empêcher de succomber à sa façon habituelle de parler en *faisant* les choses différemment, il a compris alors qu'il devait d'abord *permettre* à son cou d'être libre. Une prise de conscience fondamentale. Il a réalisé qu'il devait laisser le déroulement des actions du moment présent prendre le pas sur sa façon habituelle de penser. Sa façon habituelle de penser compromettait la liberté nécessaire des muscles de son cou. Initialement, pour moi, tout était question d'inhibition. Le moment où j'ai été capable d'arrêter de faire ce que j'avais remarqué que je faisais, j'ai immédiatement trouvé, en moi, un mouvement plus profond. Plus tard, j'ai trouvé que la suspension de définition était une proposition plus inclusive du processus des *moyens par lesquels*[31].

Le corps sait ce qu'il a à faire. Le corps va trouver le chemin. Vous le laissez être votre guide, pour lui permettre

---

[31]   Note des traductrices : principe de la technique Alexander et terme employé par F. M. Alexander pour décrire le fait de s'intéresser au processus plutôt qu'au but à atteindre (en anglais « the means whereby »).

d'être tel qu'il est conçu, avant d'effectuer un choix.

* * *

Quand j'ai commencé, je n'ai pas utilisé les directions parce que Frank Jones ne travaillait pas de cette façon-là. Frank se concentrait principalement sur l'inhibition. Puis j'ai commencé à me proposer des directions, à les expérimenter en me penchant, en m'asseyant et en me tenant debout, tout en utilisant plusieurs miroirs placés à des angles différents pour que je puisse me voir de côté. Je l'ai fait pendant des années.

* * *

Lorsque vous commencez à donner des directions, percevez l'intention et arrêtez-vous. Les pensées peuvent aussi devenir habituelles. Nous voulons rester aussi proches que possible du système nerveux, avec l'intention. Donc, lorsque vous donnez des directions, percevez l'intention et puis arrêtez, écoutez, et voyez ce qui se passe.

* * *

J'ai commencé à me concentrer sur l'intention lorsque j'étais un coureur sérieux. J'ai commencé à courir sérieusement à Santa Barbara, en Californie, alors que je préparais mon doctorat.

Pendant deux ans, de 1970 à 1972, j'ai couru le long de la plage sur le campus de l'Université de Californie. J'ai continué à courir après avoir déménagé à Boston en 1972 pour occuper un poste de professeur à l'université Tufts, et j'ai continué à courir jusqu'en 2003, date à laquelle ma femme est décédée et où j'ai dû assumer seul l'entière responsabilité de mes deux enfants. Lors d'une course en 1973 le long des berges de la rivière Charles, qui sépare Boston de Cambridge, j'ai décidé de me donner des directions tout en courant. J'arrêtais de courir, marchais un peu, puis recommençais à courir à nouveau. Et j'ai remarqué qu'alors que je commençais à marcher et à donner les directions primaires, leur effet se faisait déjà sentir, avant même que je puisse réellement les donner. Mon intention était suffisante et j'ai conclu que, parce que mon système entier avait été activé par ma course, il n'avait besoin que de très peu d'encouragement de la part de mon processus de pensée.

23 Sur « les bras soutiennent le dos »

Nous sommes des êtres holistiques[32]. Cependant, notre degré d'intégration peut être compromis, et nous pouvons nous comporter comme si nous n'étions pas des êtres holistiques. L'objectif du travail en Alexander est de prendre conscience du moment où nous nous comportons avec une moindre intégration, et de nous comporter autrement.

Notre nature holistique ne peut être isolée en nous-même. Au contraire, notre degré d'intégration est toujours relatif à ce que nous faisons, à ce que nous pensons, et à notre environnement.

La tendance la plus répandue est de percevoir le dos comme soutenant les bras. Cela va de pair avec un focus sur le faire (l'activité), sur la non-reconnaissance du soutien apporté par l'être, et sur une multitudes de micro-actions pour ajuster et gérer le moment présent. Si vous vous concentrez uniquement sur ce que vous faites — disons, tenir le volant, etc. — ce sera votre expérience. Le dos soutiendra le mouvement. Mais, si en même temps vous êtes conscient de l'intégration de l'être qui soutient le faire, soudainement il n'y a plus seulement une direction (celle du dos soutenant les bras). Au contraire, les bras informent l'ensemble du système, et soutiennent alors votre dos.

[32]   Note des traductrices : le mot utilisé par l'auteur en anglais est « integrated », nous avons choisi de le traduire par holistique ce qui veut dire que le mental, les émotions, et le corps fonctionnent ensemble comme un tout unifié.

Nous nous décentrons pour atteindre ce que nous voulons saisir. Nous favorisons le fait d'aller vers l'avant — le faire — au détriment de l'être. L'idée est de toucher quelqu'un tout en restant dans son support, centré. Alexander appelait cela « les bras soutiennent le dos ».

24 À propos des états d'avantages mécaniques

Les élèves de F. M. Alexander se sont mis à utiliser le terme
« monkey »[33] pour décrire la flexion innée des hanches,
des genoux et des chevilles que tous les primates font, y
compris nous-mêmes — pensez notamment à comment
les jeunes enfants plient leurs jambes, sans arrondir le bas
du dos, comme le font tant d'adultes.

F. M. Alexander considérait cette attitude comme « une
position d'avantage mécanique », qu'il s'agisse d'une légère
flexion de la position verticale, d'une position accroupie
en gardant les talons au sol, ou de n'importe quelle autre
position intermédiaire. Pour moi, c'est plutôt un état
relatif de tenségrité[34] avantageuse, qui rend notre système
dynamique, comme sur des ressorts, nous donnant ainsi le
sentiment tangible d'être soutenu. Quand nous choisissons

[33]   Note des traductrices : *singe* en français ; nous avons choisi de
garder le terme « monkey » en anglais, car lorsque ce terme est utilisé,
dans les cours de formation à la technique Alexander en France, il est
utilisé est en anglais.

[34]   Note des traductrices : terme inventé par Buckminster Fuller,
architecte et ingénieur, pour décrire la faculté d'une structure à se
stabiliser par le jeu des forces de tension et de compression qui
s'y répartissent et s'y équilibrent — une telle structure possède
une « intégrité de tension » (en anglais « tensegrity »).
   Tenségrité avantageuse est le terme repris par Tommy pour
expliquer le phénomène par lequel tout est interconnecté et que cette
interconnexion offre un équilibre dynamique à tout ce qui nous constitue
et avec tout ce qui nous entoure, d'où cette idée qu'un battement d'aile
de papillon peut provoquer un tsunami à l'autre bout du monde.

cet état de tenségrité relative et posons nos mains sur une personne, nous faisons appel au soutien intérieur que nous offre notre être.

* * *

Question posée lors de la formation : Est-ce que vous enseignez cela à des personnes lors de leçons privées ?

Réponse de Tommy : Non.

Cependant, j'explique comment chacun de nous est un système organisé qui s'est développé au cours d'insondables millions d'années d'évolution, de la mer aux quadrupèdes, puis aux bipèdes. En guidant une personne à s'asseoir et à se lever, j'explique le travail que nous effectuons avec la chaise, que Frank Pierce Jones nommait le « travail assis-vers-debout ». Je démontre ainsi à quel point il est courant de s'engager dans une version du schéma suivant : la dorsiflexion de la tête (tête tirée vers l'arrière). Ceci a pour effet de placer inutilement la tête et les muscles du cou, en particulier le trapèze et les muscles sterno-cléido-mastoïdiens, en tension, dans un état de déséquilibre qui rapproche la tête du corps, pousse les épaules vers l'avant, et comprime le larynx.

J'explique ensuite comment cette tendance est largement habituelle, et comment, lorsqu'elle est inhibée, elle permet à la tête de bouger plus librement au niveau de l'articulation atlanto-occipitale, et par conséquent d'affecter dans son ensemble le modèle de mouvement neuromusculaire, squelettique, et des fascias dans tout le corps. Cette démonstration est généralement limitée à quelques minutes.

Ensuite, je démontre comment des activités quotidiennes, spécifiques et nombreuses, impliquent également le mouvement associé à la position assise, debout et en flexion. Comme je vis dans la région de Boston, et que mes studios ont toujours été à Cambridge, une partie des personnes qui viennent me voir sont des scientifiques et des médecins. Lorsque je travaille avec elles, j'illustre concrètement le bénéfice d'être conscient quant à la façon dont elles s'utilisent lorsqu'elles souhaitent accomplir une activité. Je parle de leurs activités quotidiennes, dans les différentes pièces de leur maison qui demandent des mouvements allant de la pleine verticalité à l'accroupissement complet. Il s'agit en effet de mouvements où elles sont le plus susceptibles d'abandonner leur conscience d'elles-mêmes. Dans la cuisine, par exemple, accéder à une casserole ou une poêle rangée dans un buffet bas, nécessite souvent l'utilisation de mouvements qui passent de la position debout à la position accroupie.

Parce que nous avons tendance à favoriser le faire par rapport à l'être, nous avons tendance à nous organiser dans la direction de notre intention, et ce faisant, nous courbons le bas de notre dos pour atteindre l'objet que nous recherchons. Cela nous sort de notre état de tenségrité, et nous oblige à maintenir nos jambes dans un effort constant pour rester en équilibre. De ce fait, nous perdons souvent le sens de notre physicalité par rapport à ce que nous faisons. Étant globalement inconscients de notre être alors que nous sommes en action, nous développons des schémas comportementaux qui ne sont pas toujours en accord avec la façon dont nous sommes conçus pour réaliser l'action voulue.

Pratiquer la pleine conscience dans l'action permet de maintenir la perception d'être soutenu par notre corps, ainsi que de vivre une expérience tangible de l'intégration du système nerveux. Pour décrire le plus grand bénéfice du travail en Alexander, l'explication la plus simple serait celle-ci : l'attention ne se focalise pas uniquement sur le résultat à obtenir, ce qui permet à la conscience (à la fois introspective et extrospective) de s'élargir. En conséquence, nous devenons pleinement conscient de la façon dont nous nous utilisons pour accomplir ce que nous faisons, que cet usage soit en accord ou en désaccord avec la façon dont nous sommes conçu pour fonctionner.

* * *

Comprendre l'évolution du quadrupède au bipède, c'est comprendre et vivre pleinement notre nature de bipède et notre coordination innée d'un corps intègre capable de se plier. Cette compréhension s'aligne avec ce que nous voulons faire avec le plus de tenségrité possible.

* * *

Cette compréhension nous offre un état d'esprit ouvert et dynamique.

* * *

Lorsque nous passons de la position debout à la position entièrement accroupie, talons au sol, nous nous ouvrons à un potentiel de réorganisation de notre conscience. Cela nous permet de trouver l'usage de nous-même le plus approprié par rapport à ce que nous faisons. Autrement dit, c'est se rencontrer soi-même en étant soi-même, et décider, moment après moment, du soi que nous voulons renforcer.

25 Le moment est un mouvement

Le moment est un mouvement
Le présent est votre choix d'appartenir à ce moment
Et de suivre la route là où elle vous mène
Le changement s'opère dans le présent qui se déroule
Et son mouvement suit la route là où elle va

Et tout changement se manifeste moment après
moment, dans l'espace entre les choses
Entre inspiration et expiration
Entre lever et coucher du soleil
Entre stimulus et réponse
Entre et au milieu de tout ce à quoi vous choisissez
d'appartenir que ce soit votre choix
Ou que par la grâce de votre conscience vous découvrez
simplement que vous êtes bien là, exactement à la place
que vous savez être, en accord avec vous-même.

26 Questions et réponses

Question:
Que signifie être pleinement présent.e?

Réponse:
Bonne question, que signifie être présent.e, concrètement? Tout d'abord, votre corps est présent. Cependant, lorsque vous n'êtes pas consciemment incarné, vous n'êtes pas pleinement présent.e. Lorsque vous reconnaissez votre relation à ce qui vous entoure, vous allez vers le fait d'être présent.e. Quand vous n'êtes pas en relation, vous n'êtes pas présent.e. Et encore une fois, être présent.e est votre choix d'appartenir pleinement à un moment donné.

Le moment, comme le présent qui se déroule, est un mouvement.

Et le présent est votre choix d'appartenir à ce mouvement et d'aller là où la route vous mène. Le changement qui s'ensuit a lieu entre le stimulus et la réponse, et tous les choix que vous faites sont occasionnés par votre capacité d'appartenir au moment présent.

Vous prenez conscience de l'existence d'un moment lorsqu'il émerge. Habituellement, à peine prenez-vous conscience du présent, qu'il est déjà en train de se transformer en un autre moment présent. C'est pourquoi je parle de prendre conscience de l'émergence du présent. Si, en regardant autour de vous lors d'une fête, votre attention est attirée par une personne en particulier, que vous souhaitez en savoir plus sur elle et que vous sentez que cette personne pourrait également ressentir la même chose après avoir échangé des regards, et si vous avez choisi de permettre à chaque moment présent d'émerger tel qu'il est, alors vous découvrirez vraiment où cette interaction pourrait vous mener. Peut-être cela mènerait-il à un véritable dialogue entre vous. Rester présent moment après moment, alors que les choses se déroulent, donnerait à chacun un sentiment d'appartenance mutuelle au moment présent. Ce qui vous empêche d'être au présent, c'est la réaction. Par exemple, essayer d'atteindre la dynamique relationnelle que vous voulez, même si ce n'est pas celle qui émerge.

Vous avez un peu plus de temps que vous ne l'imaginez. Sur votre chemin entre là où vous êtes et là où vous allez ensuite, vous vous projetez généralement là où vous allez. Si à la place, vous pensez à « c'est moi qui suis en train de marcher et de vivre cette expérience de la marche », vous serez plus présent.e, et le temps ralentit.

Une fois, un pasteur de Harvard a questionné l'une de mes élèves en formation sur ce que cela signifiait d'être incarné et il lui a alors demandé comment il pouvait incarner sa foi. Elle l'a invité à visiter notre cours de formation. Quand il est venu à la formation, je lui ai demandé ce qu'il ferait pour exprimer sa foi.

Il a répondu : « Je prierais. » « Et comment prierez-vous ? » lui ai-je demandé. « Je m'assiérais ici sur ce coussin. » « Ok », ai-je répondu, « asseyez-vous, et pour que vous ne vous sentiez pas observé par le reste du groupe, je vais demander à tout le monde de s'asseoir en cercle et de se joindre à vous ». J'ai suggéré aux membres du groupe qu'elles et ils pouvaient prier si elles et ils le souhaitaient, méditer ou simplement s'asseoir en proposant à leur pensée d'être silencieuse. Tout le monde s'est assis dans le cercle et pendant que le pasteur priait, j'ai posé les mains sur sa tête, son cou, son dos, ses épaules et son front en faisant des allers et venues, pour mettre des emphases successives, pour l'inviter à incarner sa pensée, sa prière. Au bout d'un quart d'heure, j'ai demandé : « Quelle a été votre expérience ? » Il a témoigné qu'il avait, probablement pour la première fois, reçu l'expérience d'une prière pleinement incarnée. Il m'a alors demandé si je pouvais donner une conférence sur l'incarnation de la foi à tous les étudiant.e.s inscrit.e.s dans son programme d'Harvard. C'est ce que j'ai fait.

* * *

Question :
Lorsque vous travaillez avec une personne, essayez-vous de la positionner d'une façon particulière ?

Réponse :
Vous n'essayez pas de changer la posture d'une personne. Vous essayez de l'aider à prendre conscience de ce qu'elle fait pour créer une posture. Vous diffusez le schéma neuromusculaire, mais vous travaillez également avec la manière dont la personne s'engage à maintenir l'idée de qui elle pense devoir être. Vous n'avez pas de fin en vue. Vous avez une vision de ce qui se passe quand quelqu'un n'est pas engagé dans une façon particulière d'être. L'engagement d'une personne à être ce qu'elle pense qu'elle doit être se manifeste par un schéma neuromusculaire.

L'engagement de chacun envers l'habitude est différent. Si vous trouvez un moyen de vous engager à être vous-même, cela s'exprimera inévitablement dans la relation tête-cou.

Lorsque vous travaillez avec une personne, vous devez avant tout introduire la possibilité de liberté au sein de la structure existante. Au lieu d'imposer quelque chose — de donner à quelqu'un une nouvelle posture — vous devez donner à la personne une chance d'expérimenter le fait d'être libre là où elle est.

Vous devez mettre vos mains sur ce que la personne est, pas sur ce que vous voulez qu'elle soit. Donnez-lui l'expérience d'être libre. Cette expérience peut être émotionnelle, joyeuse ou triste.

* * *

Question :
Comment puis-je conserver le ressenti de l'expérience que me procure une leçon en Alexander après la fin de la leçon ? Comment puis-je le faire par moi-même ?

Réponse :
Les gens me posent toujours une variation de la question suivante : « Quand je quitte votre studio, je me sens bien ! J'aimerais garder ce ressenti. Mais ma nouvelle expérience s'estompe et je reviens progressivement à mon état antérieur. Comment puis-je apprendre à retrouver cette expérience par moi-même ? »

La réponse, bien sûr, n'est pas d'essayer de retrouver ce qui n'existe plus, sauf dans votre mémoire (c'est-à-dire votre nouvelle expérience d'être vous). Aucune expérience n'est destinée à durer. Ce qui perdure, c'est votre conscience du potentiel (de la nouvelle expérience d'être vous) séparée de ce qui est plus probable (c'est-à-dire l'expérience habituelle d'être vous). Mais comment expliquer cela pour qu'ils le comprennent facilement, et comment l'enseigner de manière à mettre l'accent sur la conscience née de l'expérience?

Et si je vous donnais une réponse du type: «Lorsque je travaille avec vous verbalement ou par le biais du toucher, vous avez une conscience différente du potentiel d'être vous-même en dehors de votre comportement habituel, et cela vous permet d'avoir une expérience différente. Lorsque je retire mes mains, je promets de vous laisser avec votre nouvelle conscience née de votre nouvelle expérience. Cela vous appartient. Cette nouvelle conscience est plus durable que les changements physiques qui font partie de votre nouvelle expérience. Vous avez appris quelque chose, et de cet apprentissage, vous avez une vision et une compréhension plus profonde de vous-même, de qui vous êtes ou qui vous pourriez devenir, si vous choisissiez votre potentiel plutôt que ce qui vous est familier. Toute expérience significative porte en elle une exploration de la prise de conscience née de la nouvelle expérience que vous venez d'avoir, et ceci est un moyen d'apporter des changements durables.»

Et une autre réponse possible: au lieu d'essayer de garder ce que vous venez de recevoir d'une leçon en Alexander, redonnez-le, tout simplement. Partagez avec quelqu'un d'autre la manière dont cette leçon vous a été proposée. Portez votre attention sur la prise de conscience réalisée à partir de cette expérience.

Lorsqu'un.e élève demande comment trouver l'intégration par ses propres moyens, demandez-lui ce qui se passe dans ses pensées au moment où l'habitude se réaffirme. Prenez l'exemple du fait de chanter. Pendant que vous y pensez, pouvez-vous ressentir kinesthésiquement votre posture d'ensemble ? Pratiquez la prise de conscience encore et encore : au moment même où vous prenez conscience de votre usage habituel, suspendez votre définition. Donnez-vous du temps pour tout cela.

* * *

Question :
En tant qu'étudiant.e, l'enseignant.e me montre comment me sentir intégré. Le moment d'après, j'essaie de réfléchir à comment retrouver cette intégration et garder ma tête positionnée dans le bon alignement.

Réponse :
Il s'agit de votre allégeance à ce que vous pensez être qui vous êtes. L'enseignant.e vous offre un espace entre le stimulus et la réponse, entre le faire et l'être. Il faut beaucoup de temps pour se débarrasser de ses habitudes, et assimiler de nouvelles et précieuses informations.

L'étudiant.e, qui fait l'expérience par moments d'une intégration complète, est la même personne qui auparavant rencontrait différentes situations problématiques. Vous devez laisser tomber qui vous pensez devoir être. Il s'agit de l'usage du soi. Le soi ne peut pas être séparé du corps. Vous êtes conçu pour traiter toutes ces expériences, et ce, d'autant plus que vous vous rapprochez de la façon dont vous êtes conçu pour fonctionner.

27 Aphorismes

_____

Lorsque vous pensez, observez si vous croyez savoir ce qui va se passer. Cette croyance vous fait alors passer à côté de toutes les autres possibilités.

***

C'est souvent en l'absence de tensions qu'une personne devient consciente des tensions qu'elle portait en elle jusque-là.

***

Mes plus profonds moments de changements ont émergé lorsque je me suis permis de voir une chose telle qu'elle est, ou semble être, et que je me suis laissé toucher par elle, sans tenter de faire quoi que ce soit.

***

Votre expérience de vie est forcément incarnée, mais vous pouvez vous comporter comme si vous n'étiez pas incarné.

***

Une leçon devrait être une célébration de la vie pour chaque personne.

***

Qu'est-ce que libérer le cou, finalement ? C'est simplement ne plus continuer à faire ce que vous avez l'habitude de faire. À ce moment-là, l'organisme se manifeste de la façon dont il est conçu pour fonctionner.

* * *

Si vous ne laissez pas l'expérience que vous êtes en train de vivre vous traverser, vous avez tendance à inviter une expérience similaire, encore et encore. Le cerveau n'apprécie pas particulièrement le réchauffé.

* * *

Moins votre tendance à gérer une expérience s'exprime, plus vous êtes capable d'absorber, et plus vous êtes disponible à ce qui vous entoure. Cela aura tendance à vous faire sortir de l'état qui entraîne la tête en avant et la tire vers le bas.

* * *

Pour moi, la seule raison valable d'opérer un changement de soi en profondeur, c'est d'être plus présent pour la personne en face de vous.

* * *

L'usage ultime de soi est de faire la paix avec soi-même.

* * *

Souhaitez-vous être vu en tant qu'enseignant.e. de la technique Alexander, ou pour qui vous êtes ?

* * *

Si vous avez fait du mieux que vous pouvez, alors le résultat que vous obtenez est le meilleur que vous puissiez avoir en ce moment.

* * *

Vous ne pouvez pas être entendu tant que vous n'avez pas été écouté.

* * *

Certains jours sont faciles et aujourd'hui pourrait être l'un d'eux.

* * *

Le changement peut se produire dans un moment de prise de conscience authentique, ou progressivement au fil du temps, chaque moment émergeant du moment précédent.

* * *

Faites la paix avec vous-même, et ainsi vous pourrez être en paix avec vous-même.

* * *

Ce que nous exerçons dans le travail en Alexander c'est l'application pratique de la conscience kinesthésique.

* * *

Plus vous cherchez à vous rapprocher, plus vous vous éloignez.

* * *

J'enseigne la conscience et son application pratique à la vie.

* * *

Je n'essaierai jamais de te connaître, je chercherai toujours
à te voir telle que tu es.

28 Il n'y a ni début... ni fin...

Quelque temps après la mort de ma femme Julie, je suis allé à Santa Barbara pour répandre ses cendres dans l'océan, près de l'endroit où nous avions passé nos deux premières années de vie commune. Lorsque nous vivions là, on traversait un bosquet d'eucalyptus, puis des fleurs sauvages, puis des dunes de sable, et quand, enfin, nous arrivions sur la plage, nous nous tenions face au vaste et magnifique océan Pacifique. Aujourd'hui, c'est une réserve naturelle, avec un gardien, et aller sur la plage n'est plus autorisé. Or je voulais malgré tout aller sur la plage, alors j'ai expliqué au gardien que je voulais répandre les cendres de ma femme. Le gardien, un jeune étudiant, ne savait pas quoi faire, alors il a dit « OK ».

Je me tiens là, au bord de l'eau, mes pieds nus dans l'espace humide entre le sable et l'océan. Une vague arrive. Mes pieds s'enfoncent légèrement dans le sable mouillé. Je laisse tomber des cendres. Elles sont emportées par la vague, vers la mer, petits flocons dorés d'une existence antérieure qui retournent à l'océan. Une autre vague arrive aussi vite et je dépose d'autres cendres au point immobile entre ce va-et-vient des vagues. Je le fais plusieurs fois. Puis il y a une douce interruption dans mes pensées. Julie devient présente dans mes pensées. « Je suis arrivée avec la marée, je suis partie avec la marée. Il n'y a ni début ni fin. Je reviendrai avec la marée... et toi de-même. Il n'y a ni début... ni fin...»

Remerciements

Je suis immensément reconnaissant à tous ceux qui ont contribué à ce livre pour en assurer la réalisation. Et pour être clair, je n'ai pas écrit ce livre. J'ai parlé ce livre. Enseigner dans l'abstrait est une merveilleuse compétence, que je suis loin de posséder pleinement. Je trouve que j'enseigne mieux quand je travaille avec une personne ou un groupe spécifique, en répondant à leurs besoins et à leurs questions précises. Dans cette situation, l'enseignement émerge de l'interaction entre nous. Il est donc particulièrement important pour moi d'exprimer ma gratitude et mes remerciements envers mes étudiant.e.s, collègues et ami.e.s qui, d'une manière ou d'une autre, ont été mes professeurs au fil des années. Veuillez me pardonner si j'ai mal orthographié certains de vos noms — cela ne diminue en rien ma reconnaissance envers vous.

Sans les encouragements, la persistance et le dévouement de Rachel Prabhakar, nous n'aurions jamais transformé un cadeau de fin d'études en un livre destiné au public. Son désir de me rendre lisible a été accompagné de ses compétences éditoriales et de sa remarquable perspicacité durant tout le processus. Pour sa persévérance à mener ce livre à terme, je lui suis reconnaissant.

Bénéficier des compétences techniques et de l'esprit brillant de mon ami et collègue de longue date, David Gorman, a été un cadeau extraordinaire. David a conçu les couvertures et la mise en page du livre, et a fourni des suggestions et des commentaires judicieux, corrigé les fautes de frappe, et m'a guidé tout au long du processus de publication. Sans l'équipe constituée de David et Rachel, ce livre n'existerait pas.

Et aux anciens élèves de mes cours de formation d'enseignant.e.s tout au long des années depuis 1983, des remerciements reconnaissants pour avoir lu ce que vous avez déjà entendu des dizaines de fois. À mes deux principaux assistant.e.s pédagogiques, Debi Adams et Bob Lada, qui ont été avec moi dans la formation pendant près de trente ans, je vous remercie tous les deux pour toutes vos années d'engagement et de dévouement. Je suis reconnaissant à Debi d'avoir lu le tout premier manuscrit puis d'avoir contribué à l'introduction avec un texte touchant et sincère, et à Bob pour son regard réfléchi pour trouver ce qui est le plus approprié en matière de communication.

Aux nombreux étudiant.e.s et collègues qui ont contribué à la spécificité de ce livre au cours des 44 dernières années d'enseignement, je suis béni par nos rencontres. À Corinne Cassini qui m'a rappelé qui je suis, à Caroline Poppink qui m'a rappelé qui elle était et combien le changement est un équilibre délicat, à Eileen Troberman pour m'avoir encouragé à écrire, à Maya Dolder pour me rappeler d'enseigner ma vision, à Doris Dietschy pour avoir apprécié l'innovation, à Julian Lage pour m'avoir donné l'expérience d'articuler ce que je touchais, à Jamee Culbertson, pour toutes ses années d'attention et de soutien, à Angela Leidig pour avoir grandi au-delà de ses attentes, à Paloma Salud López pour avoir apprécié ce qu'elle est, à Betsy Polatin pour m'avoir demandé de lancer un cours de formation d'enseignant.e.s, qui a involontairement transformé ma vie, la sienne et celle d'autres personnes grâce à son propre enseignement, à Anna Tolstoy pour avoir trouvé sa vocation, à Jennifer Roig-Francoli, qui a découvert que la liberté est un droit fondamental. Au dramaturge, Tennessee Williams pour m'avoir fait découvrir la tarte au citron vert lors de conversations qui ont éveillé des changements de vie au cours de déjeuners partagés avec lui. À Ursula Zidek pour avoir gardé le cap dans les moments difficiles ! À Rosa Luisa Rossi qui m'a fait découvrir comment la sculpture du *David* de Michelangelo, pouvait être vue comme « une expérience directe de l'inhibition ». À l'acteur et producteur de cinéma, Michael Douglas pour sa constante générosité d'esprit. À John Arvanties qui a insisté pour que je brise les barrières, ce à quoi je me suis plié. À Eiji Tanimura et Toru Matsushima pour leurs conseils, leur hospitalité et leur amitié. À Andrea Studer et Priska Schelbert-Gauger pour leur engagement pendant de nombreuses années dans l'étude de la technique Alexander, pour leurs familles magnifiques, et pour tant d'années d'amitié. À Spencer Schaefer pour m'avoir appris la simplicité d'approche dans les choses complexes. À Sophie Wolf et Pierre Lauper pour les précieuses années passées ensemble. À Eva Wirth et Simon pour tous vos soins ct votre hospitalité. À Pippa Bondy pour avoir trouvé sa voie. À Manuelle Borgel pour son engagement à étudier toute sa vie. À Martin Weinkle pour son engagement dans la préservation des écrits anciens. À Christine Robb pour les idées pertinentes et subtiles partagées librement pendant tant d'années. À Scott Zeigler, qui était alors directeur artistique de l'Institut de formation théâtrale avancée, *American Repertory Theater* de l'Université de Harvard, maintenant doyen de la *North Carolina School for the Arts*, pour m'avoir embauché comme enseignant de technique Alexander pour les étudiant.e.s en master de théâtre qui étaient de vraies perles tout au long de ces douze années. C'est merveilleux de me rappeler à quel point j'aime travailler avec les actrices et les acteurs. J'espère que toutes celles et tous ceux d'entre vous qui ont participé à l'Institut pour la formation théâtrale avancée et dont les noms individuels sont trop nombreux pour être cités, ont appris autant de moi que j'ai eu le privilège d'apprendre de vous.

Et un spécial et chaleureux remerciement du fond du cœur à mes professeurs perpétuels pour tout ce qu'ils m'ont appris : mes enfants adultes, Adrianna, Danielle et Gabriel.

Je tiens également à remercier les personnes suivantes pour avoir régulièrement accueilli des ateliers, servi de traductrices, et contribué à ce livre de manière significative : Marie-Françoise le Foll et Eillen Sellam qui ont lancé mon enseignement en Europe en 1988, après le premier congrès international des professeurs d'Alexander en 1986, en mettant en place tous les ateliers, David Gorman, qui m'a aidé à me faire connaître au Royaume-Uni en m'invitant à enseigner régulièrement dans son cours de formation à Londres, ainsi qu'Alan Rosenberg (entraîneur de l'équipe olympique d'aviron des Etats-Unis) et Stanley Rosenberg pour leur invitation à être assistant spécial de l'équipe d'aviron.

Merci également (dans l'ordre alphabétique) à Ann Seelye, Annie Turner, Annie Weinkle, Anthony Kingsley, Arnaud Grelier, Barbara Paton, Betsy Hestnes, Caroline Chalk, Celia Jurdant-Davis, Chris Friedman, Constance Clare-Newman, Damian Köppel, Daria Okugawa, Dr. David

Griesemer, Diana Bradley, Diana Glenn, Dominique Dupuis, Ellen Bierhorst, Elyse Shafarman, Fritz Papst, Gabriele Breuninger, Galit Ziff, Gilles Estran, Glenna Batson, Graham Elliott, Greg Marposon, Hillary White, Holly Cinnamon, Hubert Goddard, Isabelle Augustin, Jeremy Chance, Jessica Webb, Joan Fitzgerald, Joseph et Maria Weiss, Kanae Tsuneki, Kate Howe, Kathleen Morrison, Kathryn Amour, Kay Kim, Ken Anno, Ken Thompson, Malcolm Balk, Margrit Gysin, Mariela Cárdonas, Matthias Schelbert, Mayumi Shimizu, Meike Dubbert, Melissa Matson, Michael Frederick, Michael Gelb, Michiel Poppink, Mike Serio, Monika Kopp, Naoko Matsushiro, Nial Kelly, Olivia Rohr, Patricia Kuypers, Patricia O'Neil, Paul et Tessa Versteeg, Penny O'Conner, Philippe Cotton, Priscilla Endicot, Rebecca Gwynn-Jones, Renate Wehner, Richard Brennan, Richard Ortner, Robin Eastham, Sabine Grosser, Sakiko Ishitsubo, Sara Solnik, SeongEun Kim, Serina Bardola, Shigeko Suzuki, Sooyeon Kim, Stephane Ryder, Tine Gherardi, Wendy Cook, Yasuhiro Ishida, Yuriko Ishii, Les membres actuels de ma formation: Anita Freeman, Brian Griffen, Diane Sales, Jan Muller, Kremenia Stephaniva, Martha Juelich, Michelle Lemp, Miriam Bolkosky, Nicole Kootz, Ruth Libbey, Sarah Bond, merci à tous. À Mary Jonaitas et Michael, à Kurt Leland et Charles pour leur perspective globale. À Rivka Cohen, Yuzuru Katagiri, Elisabeth Walker, Bill Walsh, et à toutes les personnes qui, tout au long de ces nombreuses années d'enseignement, à leur manière, ont contribué à ce livre. Je ne peux pas vous citer tous, mais vous savez qui vous êtes.

Et un remerciement spécial à Neal Katz, qui a suggéré le titre du livre, *Touching Presence*, lors d'une brève et inattendue rencontre tôt, un matin, sur le chemin de mon studio. Sans cette rencontre, j'aurais très bien pu choisir *Touching Beauty*. Maintenant, je pense que *Touching Presence* reflète mieux l'essence de ce livre, car dans toute rencontre avec une autre personne, avant qu'elle ne parle et n'agisse, avant qu'elle ne vous donne une indication par la parole et l'action de qui elle est, vous êtes ému par sa simple présence d'être.

À Elisabeth Schanda qui, en mai de cette année, à Linz, Autriche, m'a offert un espace tranquille dans son appartement et dans son être pour que je rassemble mes idées loin de ma vie dense à Cambridge, Massachusetts. *« Je suis reconnaissant, Elisabeth, pour ton amour tout au long de nos années ensemble et surtout quand j'en avais le plus besoin pour achever ce livre. »*

Et enfin, à titre posthume, au Dr. Frank Pierce Jones, mon collègue, mentor, et ami, pour avoir vu quelque chose dans un jeune homme en colère. *« Votre enseignement a changé ma vie »*.

Merci à toutes et à tous.

Tommy Thompson,
Cambridge, Massachusetts
Août 2019

À propos de Tommy Thompson

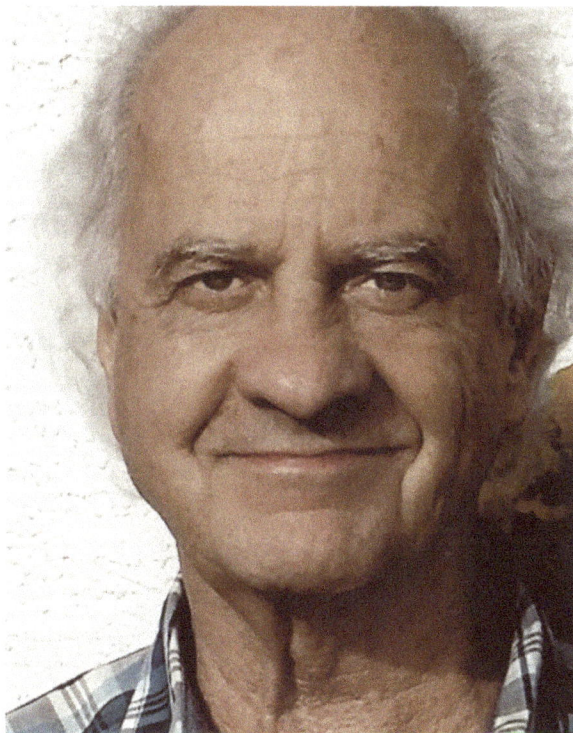

Depuis 1975, Tommy Thompson enseigne la technique
Alexander à des athlètes professionnel.le.s et olympiques,
des cavalières et cavaliers de dressage, des musiciennes, des
musiciens, des danseuses, des danseurs, des actrices, des
acteurs, des scientifiques, des médecins, des professionnel.
le.s d'entreprises et d'universités, des enfants et des
personnes handicapées. Il enseigne régulièrement en cours
individuels et a donné plus de 1000 ateliers de groupes

pour des enseignant.e.s de la technique Alexander, des personnes en formation ainsi qu'auprès d'un large public aux États-Unis, au Canada, en Irlande, en Angleterre, en France, en Espagne, aux Pays-Bas, en Suisse, en Allemagne, en Autriche, en Italie, en Hongrie, en Israël, au Japon et en Corée du Sud. Tommy est le fondateur et le directeur du Alexander Technique Center at Cambridge, qui forme des enseignant.e.s de technique Alexander depuis 1983. Il a été l'assistant spécial de l'équipe américaine d'aviron poids lourds aux Jeux olympiques de 1976.

Il a fait partie de la faculté de théâtre de l'université de Harvard pendant douze années lors desquelles il a enseigné la technique Alexander à des étudiant.e.s diplômé.e.s inscrit.e.s en maîtrise à l'American Repertory Theater/ Moscow Art Theater School Institute for Advanced Theater Training. Ancien professeur adjoint d'art dramatique et directeur général du Tufts Arena Theater à l'université de Tufts, Tommy a joué ou dirigé plus de 200 pièces de théâtre, en travaillant avec des artistes aussi remarquables que Jerzy Grotowski, Michael Douglas, Jerry Turner, Georgij Paro, Robert E. Lee et avec Tennessee Williams dans une reprise de *Eccentricities of a Nightingale* en 1977.

Tommy est l'un des cofondateurs et le premier président d'Alexander Technique International (ATI). Ses contributions à ATI lui ont valu le statut de membre à vie d'ATI. Il est également membre honoraire d'ATI France, de la Société irlandaise des professeurs de la technique Alexander (ISATT), et membre enseignant de l'Association japonaise de la technique Alexander (JATS).

Il a également cofondé l'Association de technique Alexander de la Nouvelle-Angleterre (ATA) en 1982, ainsi que les collections d'archives de Frank Pierce Jones et de Frederick Matthias Alexander, initialement hébergées à la bibliothèque Wessell de l'université de Tufts. Il a été directeur d'ATA pendant six ans.

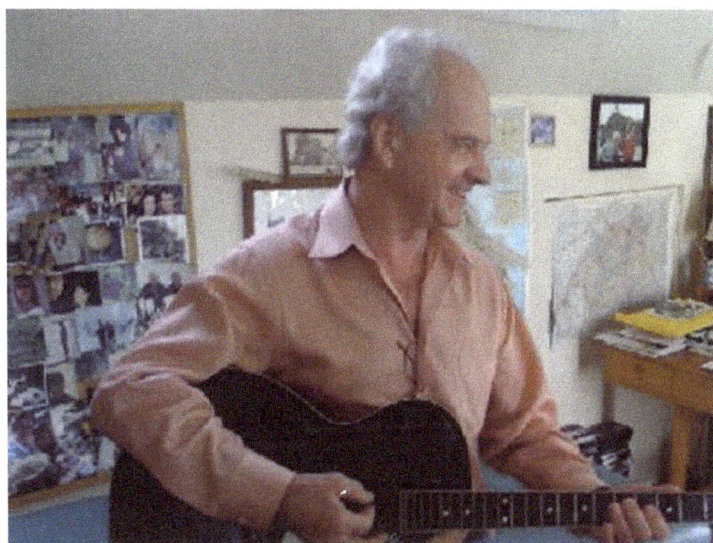

Tommy est co-auteur de *Scientific and Humanistic Contributions of Frank Pierce Jones*, il a contribué à de nombreux articles sur la technique Alexander, le Tai Chi et le théâtre dans des revues périodiques sur la technique Alexander, le théâtre, les arts martiaux. Tommy a enseigné dans plus de vingt cours de formation d'enseignant.e.s dans le monde entier. Il a présenté des articles au 1er et au 2e Congrès International des enseignat.e.s d'Alexander. Il a été l'un des enseignant.e.s de la deuxième génération invités à donner des *masterclass* au 3e Congrès International et continue d'animer les cours de *Continuous Learning* depuis leur création, lors de chaque Congrès International.

Après avoir publié *Touching Presence*, Tommy a lancé *The Gift Of Our Understanding (Le cadeau de notre compréhension)*, une série de cours en ligne basée sur l'enseignement de ce livre. Celles et ceux qui terminent le cours reçoivent un certificat d'études avancées du Centre de la technique Alexander à Cambridge.

Ce cours s'est développé et s'étend maintenant au-delà de la portée de son livre pour devenir une exploration approfondie pour retrouver «la personne que vous êtes réellement, ou que vous pourriez devenir, plutôt que la personne que vous pensez que vous avez besoin d'être ou que vous devriez être.» Ce livre a été publié à la fois sous forme de couverture souple et de couverture rigide en anglais, en français, et en japonais. Le livre est en train d'être traduit en Coréen.

Tommy est dans le processus de rédaction d'un roman intitulé, *Just Like Always*, ainsi qu'un ouvrage sur son enseignement de la technique Alexander qui portera peut-être le titre *Evolution of a Teacher: An Awakened Life*.

À propos de Rachel Prabhakar

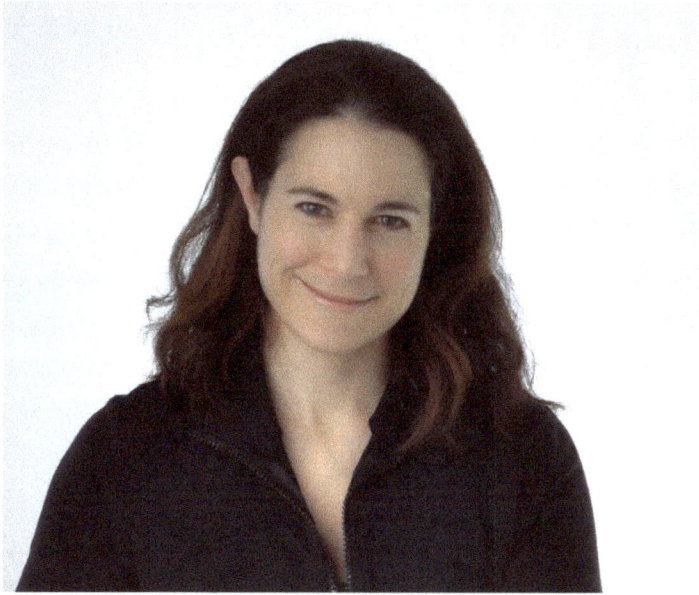

Rachel Prabhakar enseigne la technique Alexander et le Pilates dans son studio de Boston, et le Pilates à l'université de Boston. Son cabinet accueille des personnes souffrant d'une grande variété de conditions médicales et de blessures, ainsi que des danseuses, des danseurs et des athlètes.

En plus d'enseigner individuellement et à des groupes, Rachel a dirigé une variété d'ateliers, y compris des programmes de bien-être pour les employé.e.s de l'Université de Boston et du Musée des Beaux-Arts de Boston. Elle dirige des formations de praticiens Pilates.

En collaboration avec une professionnelle de la danse, elle apporte son expertise des pratiques somatiques dans des ateliers pour danseurs. Elle a également travaillé avec des étudiant.e.s en danse, au *Conservatoire de Boston*, qui s'étaient blessés.

Rachel a suivi la formation de Tommy Thompson au *Alexander Technique Center at Cambridge* et avec Debi Adams au *Conservatoire de Boston*. Elle a été diplômée en 2013 et a reçu le parrainage d'ATI en 2014. Elle a ensuite poursuivi une formation avancée avec Tommy Thompson.

Rachel a reçu sa certification d'instructrice Pilates Level 2 de *l'Australian Pilates Method Association* (APMA) en 2009, et a ensuite suivi un apprentissage avancé dans le célèbre studio de Melbourne, *Balance & Control*. Avant d'obtenir sa certification Pilates, Rachel a travaillé pendant dix ans comme ingénieure informatique. Elle est titulaire d'un *Bachelor's of Arts* de l'université Cornell et d'un *Master of Arts* de l'université de Chicago.

Rachel vit à Brookline, dans le Massachusetts aux Etats-Unis, avec son mari et ses deux filles.

Articles de Tommy Thompson

Des articles sur la technique Alexander de Tommy sont disponibles sur le site de Tommy, à l'adresse www.easeofbeing.com/articles

Au cœur de l'enseignement* ou *A brilliant disguise
(*Titre d'une chanson de Bruce Springsteen*)
Discours d'ouverture prononcé lors de la 2e Conférence Internationale des enseignants de la technique Alexander, à Dublin, Irlande, 2017.

Soleil et Lune
Conférence donnée au 6e Congrès International de la technique Alexander, à Freiburg, Allemagne, le jour de l'éclipse totale du soleil, le 11 août 1999.

Se déplacer à partir du point d'équilibre du support: Une interprétation de la technique Alexander
(*également disponible en japonais*)

Anam Cara (*l'âme amie de la tradition celtique*)
Discours d'ouverture prononcé lors de l'assemblée générale annuelle d'Alexander Technique International (ATI), Spanish Point, Irlande, 2000.

L'enseignement de Frank Pierce Jones :
Un mémoire personnel

Le point de vue de Frank Pierce Jones sur la
technique Alexander : Les implications morales
et humanistes de la technique Alexander

Apprendre à apprendre : Mon travail avec l'équipe
olympique d'aviron en 1976

Ce qui se présente

Instructions données aux actrices et aux acteurs de
l'American Repertory Theater / Moscow Art Theater
School, Institut de formation théâtrale avancée de
l'Université de Harvard sur comment se préparer
avant un cours.

(également disponible en japonais)

Être en paix avec soi-même, comme usage ultime du soi

Extrait d'*EXchange*, revue trimestrielle d'Alexander
Technique International, automne 2010

Harvard Women's Health Watch :
La technique Alexander et le mal de dos chronique

L'Alexander Technique Center at Cambridge

Alexander Technique Center at Cambridge propose un programme de formation des enseignant.e.s reconnu internationalement. Fondé par Tommy Thompson en 1983 à Cambridge, Massachusetts, le programme propose une formation de trois ans, de 1600 heures de cours.

Après avoir terminé le programme avec succès et rempli toutes les exigences du programme, les diplômé.e.s reçoivent un certificat d'aptitude à enseigner la technique Alexander.

Chaque diplômé.e peut devenir membre enseignant.e certifié.e d'*Alexander Technique International (ATI)*, une des sociétés professionnelles internationales des professeurs de la technique Alexander.

Pour plus d'informations, visitez : www.easeofbeing.com.

Si vous avez apprécié ce livre et que vous souhaitez apprendre à appliquer les principes dans votre vie et dans votre enseignement, Tommy organise une série d'ateliers en ligne basés sur ce livre.

Tommy est disponible pour donner des cours de la technique Alexander de troisième cycle dans le monde entier, en personne ou en ligne. Il est également disponible pour des séances individuelles ou en petits groupes en personne ou en ligne. Pour toute demande de renseignements, veuillez écrire à <tommy@easeofbeing.com>.

Toucher la beauté de l'être

Publié	Première édition anglais publiée : octobre 2019
	Première édition japonais publiée : décembre 2019
	Première édition français publiée : octobre 2022
Published by	EaseofBeing Publications
	Cambridge, MA, USA
ISBN:	978-1-7334005-6-5
Printed in	Le lieu d'impression est indiqué sur la dernière page
Photo credits	La couverture : Tommy Thompson
	Biographie de Tommy : Elisabeth Schanda
	Tommy à la guitare : Julian Lage
	Biographie de Rachel : Matilde Barbosa
Éditrice et éditeur	Rachel Prabhakar et David Gorman
Conception du livre	David Gorman
Mise en page / Type	InDesign CS6
Reliure	Livre de poche laminé à reliure parfaite
Papier	Papier blanc standard de 70 lb
En-têtes	16 pt. Berlin Sans FB — conçu par David Berlow à partir d'une police alphabétique conçu à la fin des années 1920 par Lucian Bernhard.
Corps du texte	12.45 pt. Adobe Garamond Pro — l'une des nombreuses polices de caractères « à l'ancienne » datant du début du XVIe siècle par le créateur de caractères français, Claude Garamond.
Taille du livre	139.7 mm x 215.9 mm (5.5 in x 8.5 in)

EaseofBeing Publications™